Nitesh Shetty
Shrinidhi Patla

LASERS: UMA FERRAMENTA INOVADORA EM PRÓTESE DENTÁRIA

Nitesh Shetty
Shrinidhi Patla

LASERS: UMA FERRAMENTA INOVADORA EM PRÓTESE DENTÁRIA

ScienciaScripts

Imprint

Cover image: www.ingimage.com

This book is a translation from the original published under ISBN 978-620-8-01314-1.

Publisher:
Sciencia Scripts
is a trademark of
Dodo Books Indian Ocean Ltd. and OmniScriptum S.R.L publishing group

120 High Road, East Finchley, London, N2 9ED, United Kingdom
Str. Armeneasca 28/1, office 1, Chisinau MD-2012, Republic of Moldova, Europe
Printed at: see last page
ISBN: 978-620-8-35114-4

Conteúdo

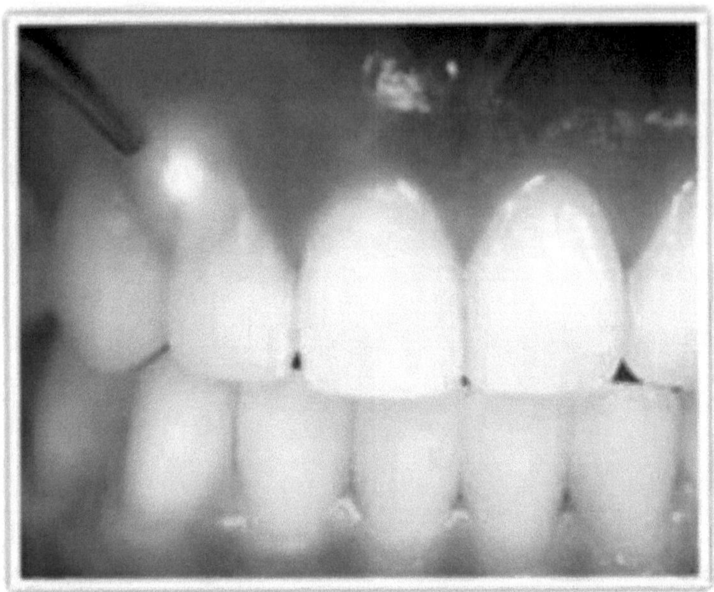

INTRODUÇÃO

Laser é um acrónimo que significa "Light Amplification by Stimulated Emission of Radiation" (Amplificação da luz por emissão estimulada de radiação), que tem sido utilizado em muitos domínios, incluindo a medicina dentária. A utilização de lasers em medicina dentária proporciona um padrão avançado de cuidados. O laser foi introduzido na medicina dentária no ano de 1960 por Miaman, o que levou a uma investigação contínua sobre as várias aplicações na prática dentária. Os lasers estão agora a começar a abrir um novo caminho no campo da Prostodontia[1] . O conhecimento e a investigação dos pioneiros no domínio dos lasers ajudaram ao seu desenvolvimento e expansão na prática clínica, o que melhorou a qualidade dos cuidados dentários e também tornou o tratamento dentário mais confortável[2] . A superioridade dos lasers em relação a outras modalidades de tratamento reside no facto de proporcionarem um campo cirúrgico isento de sangue através da selagem dos vasos sanguíneos, oferecendo assim uma excelente visibilidade e um tempo operatório reduzido, além de minimizarem as complicações pós-operatórias através da selagem dos vasos linfáticos .[2]

As inovações e o desenvolvimento de muitos tipos diferentes de lasers durante as últimas décadas permitiram aos investigadores investigar uma variedade de procedimentos cirúrgicos e médicos com vários comprimentos de onda de luz laser[3] . As aplicações clínicas do laser dependem do seu comprimento de onda, uma vez que este determina a interação do laser com os tecidos-alvo[2] . A Food and Drug Administration dos EUA aprovou a utilização de lasers de neodímio dopado:ítrio-alumínio-garnet (Nd:YAG), de CO_2 e de díodo para o tratamento de tecidos moles e a utilização de laser de érbio dopado:ítrio-alumínio-garnet (Er:YAG) para o tratamento de tecidos duros[2] . Os lasers para tecidos moles que funcionam com dispositivos semicondutores são compactos. São dispositivos de baixo custo e são utilizados predominantemente para aplicações que são designadas por terapia laser de baixa intensidade (LLLT) ou "bioestimulação "4.

O conhecimento profundo dos Lasers, os seus comprimentos de onda, a interação com o tecido alvo e os seus equipamentos avançados tornaram esta tecnologia uma ferramenta muito útil em Medicina Dentária, particularmente em Estética e Prótese. Embora o laser se revele um pouco mais caro do que o tratamento convencional, é uma ferramenta eficaz para aumentar a especificidade, a eficiência, a facilidade e o conforto do tratamento dentário[5] . Por conseguinte, proporciona um melhor manuseamento e cuidados precisos aos pacientes no domínio da Prostodontia.

OBJECTIVOS E METAS

Esta dissertação de biblioteca tem como objetivo ilustrar mais sobre os lasers, as suas aplicações em prótese dentária e iluminar a sua utilização futura no campo da medicina dentária.

CAPÍTULO 1

HISTÓRIA:

Há muitos séculos que a luz é considerada um agente terapêutico. Os chineses utilizavam o sol para tratar doenças como o raquitismo, cancros da pele e até psicose, que se tornou evidente em 1700. Esta utilização da luz para o tratamento de várias patologias é designada por fototerapia.

Em 1903, um médico dinamarquês chamado Niel Finsen desenvolveu uma técnica conhecida como fototerapia com arco de carbono para o tratamento do lúpus vulgar que empregava a utilização de raios ultravioleta.

Os lasers dentários actuais beneficiaram de décadas de investigação sobre lasers e baseiam-se em determinadas teorias do campo da mecânica quântica, que foi inicialmente formulada no início do século XX pelo físico dinamarquês Bohr .[3]

As teorias atómicas de Einstein sobre a radiação controlada podem ser consideradas como a base da tecnologia laser. A teoria da emissão de radiação apresentada por Einstein em "Zur Quantum Theorie Der Stralung" foi inicialmente publicada em 19164 .

DESCOBERTA DO MASER:

Maser é um acrónimo de "amplificação de micro-ondas por emissão estimulada de radiação", desenvolvido por Theodore H. Maiman da Hughes aircraft corporation em 1960 (Maiman 1960), que descreve o princípio básico pelo qual todos os lasers cooperam.

De acordo com Goldman (Goldman 1991), estes princípios foram relatados pela primeira vez em 1958 por Arthur Schawlow e Charles Hard Townes do Massachusetts Institute of Technology. O Prémio Nobel da Física de 1964 foi dividido, sendo metade atribuído a Charles Hard Townes e a outra metade conjuntamente a Nicolay Gennadiyevich Basov e Aleksandr Mikhailovich Prokhorov "pelo trabalho fundamental no domínio da eletrónica quântica, que conduziu à construção de osciladores e amplificadores baseados no princípio maser-laser".

Em 1960, Theodore Maiman desenvolveu o primeiro dispositivo laser funcional, que emitia um feixe de cor vermelha intensa a partir de um cristal de rubi. Durante os anos seguintes, os investigadores dentários estudaram as possíveis aplicações desta energia laser visível.

O Dr. Leon Goldman, um dermatologista que estava a fazer experiências com a remoção de tatuagens utilizando o laser de rubi, focou dois impulsos dessa luz vermelha no dente do seu irmão dentista em 1965. O resultado foi uma fissura indolor na superfície do esmalte.

INVESTIGAÇÃO PRECOCE SOBRE LASER DENTÁRIO:

O primeiro laser construído por Miaman foi um laser de rubi pulsado, que emitia luz com um comprimento de onda de 0,694^m. Surpreendentemente, o segundo laser a ser desenvolvido foi o laser de neodímio, que se seguiu um ano mais tarde (Snitzer, 1961). [3]

O interesse pelas implicações médicas da luz laser era grande e já em 1967 surgiram alguns dos primeiros relatórios sobre os efeitos de doses muito baixas de luz rubi nos tecidos biológicos. Em estudos com animais, observou-se que as feridas experimentais cicatrizavam melhor se fossem irradiadas e que mesmo o pelo rapado dos animais experimentais reaparecia mais rapidamente nas áreas irradiadas. Parece existir uma janela biológica para a dose. Se fosse demasiado baixa, não havia qualquer efeito, se fosse demasiado alta, havia um efeito supressor. Não muito mais tarde, o laser de hélio-néon foi introduzido na investigação e os resultados foram semelhantes. Mais tarde, foram introduzidos os lasers de díodo, que apresentaram os mesmos resultados, embora alguns comprimentos de onda parecessem ser melhores para determinadas indicações. Em particular, a introdução de lasers de infravermelhos melhorou a penetração ótica da luz, atingindo os tecidos mais profundos. No início dos anos 60, assistiu-se ao início das investigações sobre o laser dentário, com a atenção dedicada ao desenvolvimento dos parâmetros básicos do laser, uma vez que estão relacionados com os tecidos duros e moles dentários. Muitas destas investigações iniciais utilizaram o laser de rubi para explorar a interação dos tecidos com o esmalte e a dentina, uma vez que o rubi sintético era o único material a ser utilizado rotineiramente como meio ativo nos lasers durante estes primeiros anos. Com o tempo, outros comprimentos de onda de laser, tais como CO_2, Nd: YAG, Árgon, Hélio (Ho): YAG e Erbium(Er): YAG foram investigados.[4]

Historicamente, os primeiros lasers a serem comercializados para uso intra-oral foram os lasers de CO_2 autorizados pela Food and Drug Administration (FD A). Durante as décadas de 1970 e 1980, o uso intra-oral de lasers de CO_2 estava confinado principalmente a especialistas, como cirurgiões de ouvido, nariz e garganta, cirurgiões orais e alguns periodontistas.

Os primeiros lasers disponíveis comercialmente no início dos anos 80 eram de potência extremamente baixa, inferior a 1 mW, apesar de os primeiros relatórios científicos utilizarem 25 mW.

Este facto explica em parte a controvérsia inicial sobre a LLLT. Com o rápido desenvolvimento dos díodos laser, as potências dos lasers terapêuticos mudaram drasticamente e, atualmente, os lasers de díodos situam-se normalmente na gama dos 50-500 mW. O aumento da potência não só reduziu o tempo de tratamento como também melhorou os resultados terapêuticos.[8]

Foi só em 1990 que o campo da medicina dentária com laser começou a ser aplicado em termos clínicos. Em maio de 1990, a FDA autorizou um laser Nd: YAG pulsado para cirurgia intra-oral de tecidos moles. Desenvolvido por Myers e Myers, foi reconhecido como o primeiro laser concebido especificamente para a medicina dentária geral. Denominado ***dLase 300***, foi fabricado pela Sunrise technologies California. Outras inovações dignas de nota nas autorizações de comercialização de laser dentário da FDA incluem o seguinte: Cura de materiais compósitos (junho de 1991), Branqueamento dentário (dezembro de 1995), Desbridamento sulcular (março de 1997), Remoção de cáries e preparação de cavidades (maio de 1997), Remoção de polpa coronal (agosto de 1998), Ablação selectiva de cáries do esmalte (maio de 1999) [8]

Segue-se uma sinopse da progressão da investigação básica e aplicada do laser clínico no domínio da medicina dentária nos últimos 30 anos; [3]

DATA	INVESTIGADORES	LASERS	ASSUNTO	RESULTADOS
1963	Popa e Sonaes	Rubi	Esmalte e Efeitos na dentina	Desfavorável
1965	Goldman et al	Rubi	Dente vital	Promissor
1965	Taylor et al	Rubi	Oraltissue	Desfavorável
1968	Lobene et al	CO_2	efeitos	Promissor
1971	Adrian et al	Rubi	Esmalte e Efeitos na dentina	Desfavorável
1972	Stern et al	CO_2	Efeitos da pasta de papel	Favorável
1972	Kantola	CO_2	Efeitos no esmalte	Favorável
1974	Y amamamoto&Ooya	YAG	Esmalte e	Favorável
1977	Lenz et al	Árgon	Efeitos na dentina	Promissor
1977	Adrião	Nd:YAG	Cáries prevenção	Questionável
1977	Adrian e Huget	Nd:YAG	Cirúrgica aplicação	Favorável
			Efeitos da pasta de papel	
1980	Yamamoto & Sato	Q-Comutado YAG	Soldadura Prevenção de cáries	Favorável

O LASER DE RUBI:

A investigação sobre laser dentário começou em 1963 na Faculdade de Medicina Dentária da

Universidade da Califórnia em Los Angeles com as investigações de Ralph H. Stern e Reidar F. Sognnaes. O interesse centrou-se nos efeitos térmicos do laser de rubi nos tecidos duros dentários e nos materiais de restauração. Relataram o desenvolvimento de crateras e a fusão do esmalte em forma de vidro, bem como a penetração e carbonização da dentina após um único impulso de milissegundos de um laser de rubi com 500 a 2000 J/cm^2 . O primeiro relatório de exposição a laser num dente humano vital surgiu em 1965, quando Leon Goldman, MD, aplicou 2 impulsos de laser de rubi no dente do seu irmão, Bernard, que era dentista. Ironicamente, o primeiro dentista a laser era um médico e o primeiro paciente de laser dentário era um dentista.

Infelizmente, os resultados de outras investigações dentárias iniciais com o laser de rubi não foram promissores devido à interação destrutiva do comprimento de onda de 0,6943^m com os tecidos duros dentários. No final da década de 1960, a maioria dos investigadores dentários concordou que eram necessários níveis de energia excessivamente elevados para a remoção da estrutura dentária com o laser de rubi, o que resultaria em danos térmicos graves nos tecidos vitais da cavidade oral.[3]

CAPÍTULO 2

REVISÃO DA LITERATURA:

1. Em 1916, Albert Einstein escreveu a um amigo: "Surgiu-me uma luz esplêndida sobre a absorção e emissão de radiação." Einstein nunca criou um laser, mas nessa altura teorizou o conceito de emissão estimulada, que é a base científica para a criação da luz laser. O primeiro laser de rubi foi desenvolvido em 1960 e muitos outros lasers foram criados rapidamente a seguir. Os investigadores dentários começaram a investigar o potencial dos lasers e Stern e Sognnaes relataram em 1965 que um laser de rubi podia vaporizar o esmalte.[3] Nessa altura, os efeitos térmicos dos lasers de onda contínua danificariam a polpa.[4] Nas décadas que se seguiram, foram estudados outros comprimentos de onda para aplicações em tecidos duros e moles.
2. A revisão sistemática teve como objetivo estudar os resultados a longo prazo dos lasers nos tecidos moles e duros em medicina dentária. A cárie dentária, a doença gengival, a remoção de biópsias ou lesões, o branqueamento dentário e outros procedimentos são efectuados utilizando lasers. Os lasers são frequentemente utilizados porque causam menos dor, requerem menos anestesia e evitam a ansiedade dos pacientes que têm medo de brocas e instrumentos dentários. A tecnologia laser na prática clínica dentária encontra-se atualmente numa fase avançada de desenvolvimento e tem um futuro brilhante. Com a utilização crescente de lasers em tecidos duros e moles na medicina dentária clínica, o planeamento do tratamento e o prognóstico melhoraram significativamente.
3. Tucker et al. relataram que um laser de CO_2 em modo pulsado a 6 W foi capaz de eliminar a placa dentária na superfície da raiz.
4. Coffelt et al. observaram que, num modo desfocado, quando o laser de CO_2 foi utilizado com uma densidade de energia entre 11 e 41 MJ/cm2 , destruiu colónias microbianas sem causar danos indevidos na superfície da raiz.
5. Em 1993, Roggensack, Walter e Boning realizaram um estudo sobre titânio soldado a laser e soldado a plasma para investigar e comparar a adequação de dois métodos alternativos de fusão de titânio em medicina dentária. Neste estudo, a soldadura a laser foi efectuada por um feixe de laser pulsante. Os resultados concluíram que tanto a soldadura a laser como a soldadura por plasma são métodos adequados para fundir titânio não ligado em próteses dentárias. A aplicabilidade da soldadura por plasma é limitada devido às linhas de soldadura bastante extensas e às alterações térmicas distintas das peças de trabalho. A soldadura a laser é adequada se as peças de trabalho que devem ser fundidos com um ajuste exato e a profundidade de soldadura até 1 mm é suficiente. [60]
6. Crespi et al. referiram que o laser de CO_2 em modo defocus pulsado a 2 W, 1 Hz aumentou a fixação de fibroblastos após condicionamento radicular.
7. Trehan et al utilizaram um excimer laser de 308 nm em oito casos de líquen plano oral doloroso não responsivo e as sessões foram semanais durante 7 meses, tendo sido emitida uma potência de 1-400.-
8. Num estudo realizado por Kollner et al, foram emitidas potências de 75 a 150 mJ/cm^2 de um excimer laser de 308 nm em lesões de líquen plano oral, 3 vezes por semana, durante 32 sessões. Um paciente apresentou remissão após 12 sessões, sem sinais de recidiva um mês depois. Quatro pacientes tiveram uma resposta relativa e dois tiveram uma resposta absoluta. Neste caso, a dor desapareceu após 10 sessões.[11 12 13 14]
9. Um estudo realizado por Abt et al[10] salienta que, devido à sua capacidade de corte sem contacto, a cirurgia com laser de CO_2 é mais rápida do que a eletrocirurgia, que exige uma limpeza constante do

instrumento cirúrgico. Além disso, a utilização da eletrocirurgia apresenta um risco significativo ou pode mesmo revelar-se impossível em pacientes com aparelhos ortodônticos metálicos.[9]

10. Um estudo realizado por Haytac e Ozcelik[37] avaliou e comparou as percepções dos doentes após cirurgias de frenectomia efectuadas com o laser de CO_2 e com técnicas tradicionais de bisturi. Concluíram que o tratamento com laser de CO_2 proporciona uma melhor perceção do doente em termos de dor pós-operatória e função do que a obtida através da cirurgia com bisturi. Também inferiram que "o laser de CO_2 oferece uma alternativa segura, eficaz, aceitável e impressionante" ao bisturi.

sp(2), 25 Hz, 2 watts) foram utilizados para fazer a ablação da pele da orelha de doze coelhos durante 2 minutos, respetivamente. Após o sacrifício aos 0, 3, 7, 14, 28 e 56 dias após a cirurgia, foram efectuadas observações macroscópicas e exames histológicos.

11. O objetivo do presente estudo foi comparar o processo de cicatrização da pele de coelho após a ablação do laser de CO(2) de onda contínua e do laser de CO(2) pulsado a baixas irradiações. **Métodos:** Um laser de CO(2) de onda contínua (cw, 2 watts) e dois lasers de CO(2) pulsados (sp(1), 100 Hz, 2 watts; e sp(2), 25 Hz, 2 watts) foram utilizados para ablacionar a pele da orelha de doze coelhos durante 2 minutos, respetivamente. Após o sacrifício aos 0, 3, 7, 14, 28 e 56 dias após a cirurgia, foram efectuadas observações macroscópicas e exames histológicos. **Métodos:** Um laser de CO(2) de onda contínua (cw, 2 watts) e dois lasers de CO(2) pulsados (sp(1), 100 Hz, 2 watts; e sp(2), 25 Hz, 2 watts) foram usados para ablacionar a pele da orelha de doze coelhos durante 2 minutos, respetivamente.

Após o sacrifício aos 0, 3, 7, 14, 28 e 56 dias após a cirurgia, procedeu-se à observação macroscópica e ao exame histológico.

12. Foi efectuado um estudo para avaliar a eficácia e a segurança do Nd-YAG como laser de resurfacing ablativo e para comparar os resultados com os anteriormente publicados para os lasers de CO2 e Erbium-YAG. **Métodos:** Participaram neste estudo 296 doentes (251 do sexo feminino e 45 do sexo masculino) com tipos de pele III-IV de Fitzpatrick e condições dermatológicas passíveis de resurfacing cutâneo ablativo. Os parâmetros do laser Nd-YAG avaliados foram o comprimento de onda (1064 nm), a duração do impulso (5 ms), a fluência (10 J/cm(2)) e o tamanho do ponto (810 mm). A eficácia do laser Nd-YAG foi avaliada através da comparação de fotografias antes e depois do tratamento. **Resultados:** Foi observada uma melhoria de 30-80% nos doentes tratados. O grau de melhoria correlacionou-se positivamente com o número de sessões de laser. O efeito secundário mais comum foi a hiperpigmentação. Os outros efeitos secundários foram menos comuns e de intensidade ligeira, em comparação com os resultados publicados para os lasers ablativos padrão-ouro. **Conclusões:** O laser Nd-YAG não só foi considerado tão eficaz como os lasers Er-YAG e CO2, mas os pacientes tratados também tiveram tempos de recuperação e de tratamento mais curtos, e a um custo mais baixo.

13. Foi efectuado um estudo sobre a neurocirurgia endoscópica assistida por laser utilizando fibras convencionais, que requer a utilização de luz laser de alta potência. Como isto é potencialmente perigoso, desenvolvemos uma ponta de fibra pré-tratada e avaliámos os efeitos nos tecidos in vitro e in vivo. **Conceção do estudo/materiais e métodos:** Ao aplicar um revestimento altamente absorvente na parte frontal da ponta esférica, quase toda a luz laser é transformada em energia térmica, produzindo instantaneamente temperaturas ablativas na própria ponta. A distribuição da temperatura foi examinada utilizando uma técnica de imagem térmica in vitro. O efeito in vivo no tecido cerebral de coelho foi examinado macroscopicamente e histologicamente. **Resultados:** Utilizando uma ponta de fibra convencional, não se observou ablação, apesar da utilização de uma energia e potência elevadas (20 W durante 10 segundos), enquanto a histologia e a termografia demonstraram efeitos deletérios em profundidade no tecido cerebral. Com a utilização da ponta de fibra revestida, observou-se ablação com baixa energia e potência (1 W por 1 segundo), com efeitos térmicos restritos às estruturas superficiais. **Conclusões:** Mostramos que a neuroendoscopia assistida por laser só pode ser considerada segura quando são utilizadas pontas de fibra "pretas" pré-tratadas, uma vez que a luz laser danifica estruturas profundas.

14. Foi efectuada uma revisão sistemática com base nos critérios PRISMA. A pesquisa incluiu três bases de dados, sem limitações de tempo ou idioma. Após a triagem, sete artigos foram incluídos na análise qualitativa e seis na meta-análise. A análise de viés foi realizada de acordo com o Manual Cochrane. Dor durante o primeiro (MD

- 3,18, IC 95% - 4,03 a - 2,32) e no sétimo dia pós-cirúrgico (DM - 1,04, IC 95% - 1,45 a - 0,64); desconforto durante a fala no primeiro (DM - 2,15, IC 95% - 3,94 a - 0,37) e no sétimo dia pós-cirúrgico (DM - 1,60, IC 95% - 1,96 a - 1.24); desconforto durante a mastigação no primeiro (DM - 2,90, IC 95% - 3,35 a - 2,45) e no sétimo dias (DM - 1,56, IC 95% - 2,21 a - 0,91); e tempo médio de cirurgia (DM - 1,84, IC 95% - 3,22 a - 0,46) foram menores no grupo do laser do que no grupo do bisturi. Conclusões: Os resultados desta revisão sistemática mostraram melhores resultados para o grupo do laser nas seguintes variáveis: dor, desconforto durante a fala e mastigação. No entanto, a evidência é limitada devido ao elevado risco de viés.

15. A perda de dentes devido a traumatismos na zona estética é um acidente comum. A perda de dentes pode levar à reabsorção óssea e ao colapso da arquitetura gengival, o que conduz a uma aparência inestética e a um comprometimento funcional. A substituição de um dente na região anterior é esteticamente difícil. A colocação imediata de implantes em alvéolos de extração recentes é considerada uma opção eficaz para restaurar dentes em falta, uma vez que reduz o tempo de tratamento, preserva os tecidos duros e moles e reduz o número de intervenções cirúrgicas. Este caso clínico descreve a aplicação do laser de díodo na obtenção de um bom perfil de emergência num caso de colocação imediata de implantes e carga precoce de implantes num rapaz de 24 anos de idade, com resultados estéticos e funcionais satisfatórios.[73]

16. Foi realizado um estudo para identificar e medir as distorções inerentes ao processo de fundição de uma estrutura de cobalto-crómio (Co-Cr) mandibular de Classe III para ilustrar os problemas enfrentados pelo técnico de laboratório e pelo clínico e para medir as alterações que ocorrem durante a correção da discrepância de ajuste utilizando a soldadura a laser. **Materiais e métodos:** Foram feitas cinco peças fundidas idênticas de uma prótese parcial em liga de Co-Cr e medidas entre 3 pontos amplamente separados, utilizando os ajustes x, y e z de um Nikon Measurescope. As mesmas medições foram efectuadas após cada um dos seguintes procedimentos clínicos e laboratoriais: remoção do jito, seccionamento da peça fundida em 3 partes através da malha posterior, encaixe dos segmentos na peça fundida, recolha dos segmentos utilizando resina e soldadura a laser dos 3 segmentos. **Resultados:** As medições de todas as 5 peças fundidas mostraram uma diminuição do arco cruzado após a remoção da malha, um aumento após a adaptação dos segmentos ao molde mestre e uma ligeira diminuição após a recolha da resina e a soldadura a laser. **Conclusões:** Dentro das limitações deste estudo, os resultados sugerem que podem ser estabelecidas relações precisas entre dente e estrutura através da recolha de resina e soldadura a laser de segmentos de estruturas de prótese parcial removível de Co-Cr.

17. O objetivo deste estudo foi determinar a aceitabilidade clínica das coroas de Co-Cr produzidas por 3 técnicas diferentes, comparando a discrepância interna e marginal. Resultados: A discrepância interna do grupo de fresagem foi significativamente maior do que a do grupo de fundição convencional ($p<0,05$). Não foi encontrada diferença significativa entre as discrepâncias marginais dos grupos ($p>0,05$). Conclusão: Dentro das limitações deste estudo in vitro, os copings de Co-Cr obtidos por fresagem indicaram valores de gap interno maiores do que os copings obtidos por fundição convencional. Todos os copings mostraram um gap marginal e interno clinicamente aceitável. Todas as técnicas foram clinicamente aceites para o fabrico de copings de Co-Cr.[74]

18. Foi realizado um estudo para identificar e medir as distorções inerentes ao processo de fundição de uma estrutura de cobalto-crómio (Co-Cr) mandibular de Classe III para ilustrar os problemas enfrentados pelo técnico de laboratório e pelo clínico e para medir as alterações que ocorrem durante a correção da discrepância de ajuste utilizando a soldadura a laser. **Materiais e métodos:** Foram feitas cinco peças idênticas de uma prótese parcial em liga de Co-Cr e medidas entre 3 pontos amplamente separados usando os ajustes x, y e z de um Nikon Measurescope. As mesmas medições foram

efectuadas após a realização dos seguintes procedimentos clínicos e laboratoriais: remoção do sprue, seccionamento da peça fundida em 3 partes através da malha posterior, encaixe dos segmentos na peça fundida, recolha dos segmentos utilizando resina e soldadura a laser dos 3 segmentos. **Resultados:** As medições de todas as 5 peças fundidas mostraram uma diminuição do arco cruzado após a remoção da malha, um aumento após a adaptação dos segmentos ao molde mestre e uma ligeira diminuição após a recolha da resina e a soldadura a laser. **Conclusões:** Dentro das limitações desse estudo, os resultados sugerem que as relações precisas da estrutura dentária podem ser estabelecidas pela resina recolha e soldadura a laser de segmentos de estruturas de próteses parciais removíveis em Co-Cr.[75]

19. Em 2006, Kesler G et al efectuaram um estudo recente sobre a utilização do laser Er: YAG para melhorar a osseointegração de implantes de liga de titânio. No estudo, foi utilizado um laser com uma peça de mão normal e irrigação com água. Com base no estudo, concluiu-se que o laser Er:YAG pode ser utilizado clinicamente para a preparação do local do implante, com bons resultados de osteointegração e cicatrização óssea, com uma percentagem significativamente elevada de contacto osso-implante, em comparação com os resultados obtidos com os métodos convencionais.

20. Dortbudak et al (2001) verificaram que a utilização de uma terapia laser de baixo nível com um laser suave de díodo (690 nm) durante 60 segundos após a colocação de azul de toluidina O durante 1 minuto na superfície contaminada reduziu as contagens de bactérias num mínimo de 92%. Esta redução foi significativa mas não completa e, por isso, o mesmo grupo foi estudado utilizando o comprimento de onda de 905 nm em todos os tipos de superfícies de implantes (ou seja, maquinadas, pulverizadas por plasma, gravadas e revestidas com hidroxiapatite). Os seus dados sobre várias superfícies de implantes sugerem que a fotossensibilização letal, através da utilização de azul de toluidina O para sensibilizar a membrana celular à luz laser, pode ter potencial no tratamento da peri-implantite.

21. Em 2001, Bertrand et al realizaram um estudo para verificar a versatilidade da técnica de soldadura a laser na reparação de próteses metálicas dentárias e o objetivo era avaliar a precisão, a qualidade e a reprodutibilidade desta técnica aplicada a ligas Ni-Cr-Mo e Cr-Co-Mo frequentemente utilizadas para fazer próteses. A eficiência da união foi medida com ensaios de tração e os resultados mostraram que uma ligeira alteração na química das ligas Ni-Cr tinha uma forte influência na qualidade da união. Uma liga de Co-Cr apresentou uma excelente capacidade de soldadura. Uma mudança muito importante na microestrutura devido ao efeito do laser foi apontada na zona de soldadura, aumentando a sua micro-dureza.

22. A fim de verificar se a soldadura a laser provocou alterações na microestrutura das peças fundidas de NiCrMo e CoCrMo devido ao rápido aquecimento e ao processo de solidificação. Surgiram fissuras na área soldada devido às tensões residuais térmicas durante a fase de soldadura e/ou alterações na microestrutura que afectam a qualidade das peças soldadas. Assim, foi realizado um estudo em 2004 novamente por Bertrand et al para otimizar o operador e os parâmetros físicos para a soldadura a laser de materiais dentários que são os determinantes reconhecidos da qualidade da soldadura. Os resultados mostraram que a combinação adequada de energia e duração do impulso com a potência configurada no intervalo entre 0,8 e 1kW parece melhorar a profundidade de penetração do feixe laser e o sucesso do procedimento de soldadura.

23. Togaya e Shinosaki referiram que a profundidade de penetração é maior no titânio do que nas ligas de ouro. Togaya e Shinosaki e Wantabe consideraram que esta diferença na penetração do laser ocorre porque as taxas de absorção do feixe de laser e a condutividade térmica são diferentes para os diferentes metais: o titânio tem uma condutividade térmica mais baixa (0,17 W/cm/0C) do que as ligas de ouro (2,97 W/cm/0C), mas uma melhor taxa de absorção do feixe de laser (0,4%) do que as ligas vendidas (0,03%). Por conseguinte, é provável que as definições óptimas de soldadura a laser variem consideravelmente entre as diferentes ligas.[58]

24. Chai e Chou (1998) estudaram as propriedades mecânicas das juntas de titânio soldadas a laser em diferentes condições. Utilizaram 54 barras de titânio e seccionaram-nas no centro com a máquina de corte e dividiram-nas em 9 grupos de soldadura a laser sob diferentes parâmetros de soldadura a

laser (8, 10, 12 ms x 290, 300, 310 V). O laser Nd: YAG foi utilizado para soldar os espécimes seccionados. Foi demonstrado que não houve interação entre a tensão e a duração e que a tensão foi o único fator significativo.[62] A tensão foi o único fator significativo que influenciou a resistência à tração e a resistência ao escoamento da junta. A duração não foi um fator significativo para a resistência da junta soldada a laser 62, 63, 64 [15 16 17 18]

25. Iglesia e Moreno em 2001 afirmaram que o objetivo da utilização de uma técnica de soldadura a laser Nd: YAG é permitir a utilização de titânio como o material mais adequado. Concluíram que, utilizando pilares maquinados de alta precisão e barras de titânio para ligar os pilares com uma máquina de soldadura a laser, foi conseguido um ajuste passivo.

CAPÍTULO 3

FÍSICA DO LASER/CIÊNCIA BÁSICA DO LASER

Para a maioria dos médicos, os fundamentos do laser não são intuitivamente óbvios. Uma vez que os lasers não existiam no passado, não se compreendiam as interações entre o laser e os tecidos da mesma forma que se compreendem os efeitos da faca sobre os tecidos. Quando os lasers cirúrgicos são utilizados para incisar os tecidos moles, ocorre pouca ou nenhuma hemorragia e os doentes sentem menos desconforto pós-operatório do que na cirurgia tradicional. Um laser produz menos danos térmicos do que um electrocautério, pelo que muitos médicos estão a substituir o aço frio e os dispositivos electrocirúrgicos por lasers cirúrgicos. O laser é mais um bisturi sofisticado e o controlo muito preciso da saída do laser permite a afinação do espaço, do tempo e do comprimento de onda para otimizar os resultados de procedimentos clínicos específicos. Alguns tipos de laser são úteis para o processamento de materiais dentários e outros são úteis para medir o fluxo sanguíneo. O sistema laser de investigação pode distinguir espectrograficamente a dentina normal da dentina cariada, e os sistemas novos e experimentais prometem uma broca laser para tecidos duros.[9]

A palavra LASER é um acrónimo de Light Amplification of Stimulated Emission of Radiation (Amplificação da Luz por Emissão Estimulada de Radiação). O estudo de cada uma destas palavras oferece uma compreensão dos princípios básicos do funcionamento de um laser.

Luz:

A luz é uma forma de energia electromagnética e a unidade básica desta energia é um fotão. A luz laser tem uma cor específica, uma propriedade chamada monocromaticidade; em aplicações dentárias, essa cor pode ser visível ou invisível. A luz laser possui três caraterísticas adicionais: colimação, coerência e eficiência.

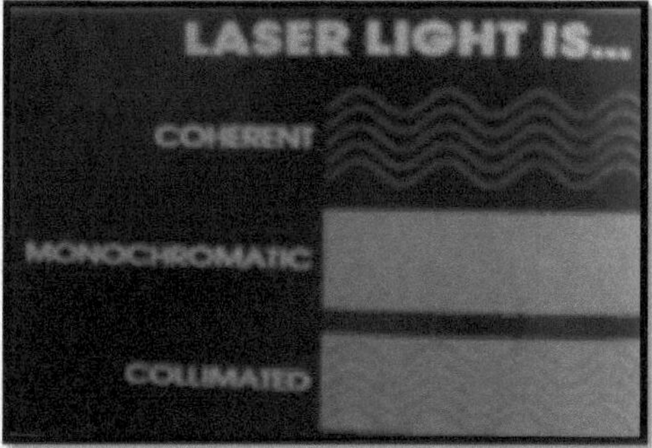

Propriedades de coerência, monocromacia e colimação

A colimação refere-se a um feixe com limites espaciais específicos, o que garante que o tamanho e a forma do feixe emitido pela cavidade do laser sejam constantes.

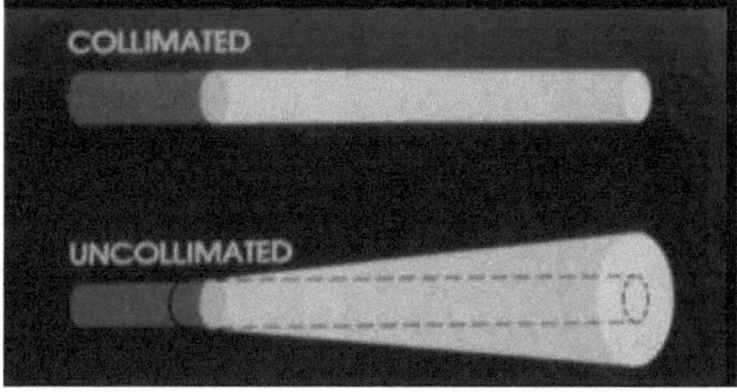

Feixe colimado de laser versus feixe não colimado de luz de flash

A coerência significa que as ondas de luz produzidas no instrumento são todas iguais.

A caraterística clinicamente útil do laser é a sua eficácia, uma vez que actua com precisão numa determinada área sem produzir um subproduto que é o calor.

Há três medidas que podem definir a onda de fotões produzida pelos lasers. A primeira é a velocidade ou rapidez da luz, a segunda é a amplitude, que é a altura total da oscilação da onda desde o pico até à base no eixo vertical, e a terceira propriedade é o comprimento de onda, que é a distância entre quaisquer dois pontos correspondentes nas ondas no eixo horizontal e é importante para determinar a forma como a luz laser é enviada para o local da cirurgia e como reage com os tecidos.

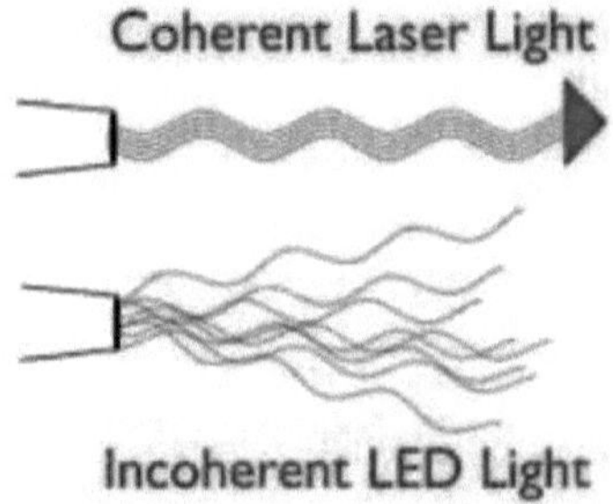

Amplificação:

É uma parte do processo que ocorre no interior do laser. No centro do dispositivo encontra-se uma cavidade ótica. O núcleo da cavidade é constituído por elementos químicos, moléculas ou compostos e é designado por meio ativo. Os lasers são designados genericamente pelo material do meio ativo, que pode ser um recipiente de um gás, um cristal ou um semicondutor de estado sólido. Existem dois lasers de meio ativo gasoso utilizados em medicina dentária: árgon e CO_2. Os restantes são bolachas semicondutoras de estado sólido fabricadas com várias camadas de metais como o gálio, o alumínio, o índio e o arsénio ou varetas sólidas de cristal de granada cultivadas com várias combinações de ítrio, alumínio, escândio e gálio e depois dopadas com elementos de crómio, neodímio ou érbio. Em cada extremidade da cavidade ótica são colocados dois espelhos paralelos entre si. Em redor deste núcleo encontra-se uma fonte de excitação, um dispositivo estroboscópico de lâmpada de flash ou uma bobina eléctrica, que fornece a energia ao meio ativo. Um sistema de arrefecimento, uma lente de focagem e outros controlos completam os componentes mecânicos.

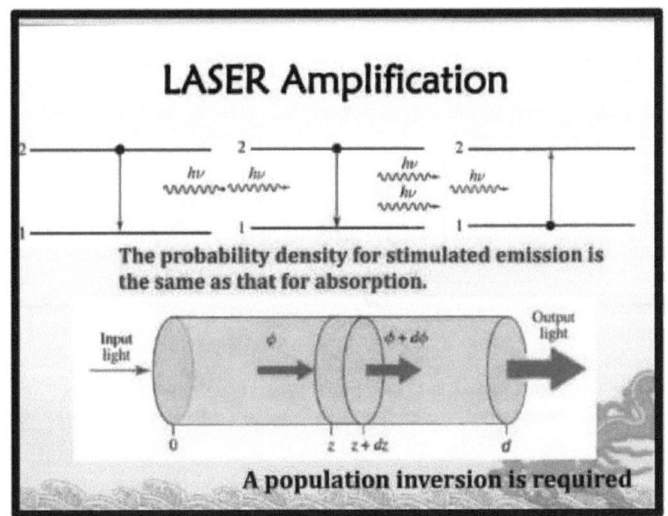

Emissão estimulada:

O termo emissão estimulada tem a sua base na teoria quântica da física, introduzida em 1900 pelo físico alemão Max Planck. Um quantum, a mais pequena unidade de energia, é absorvido pelos electrões de um átomo ou de uma molécula, provocando uma breve excitação: em seguida, é libertado um quantum, um processo designado por emissão espontânea. Esta emissão quântica, também designada por fotão, pode ter vários comprimentos de onda, uma vez que existem várias órbitas electrónicas com diferentes níveis de energia num átomo. Albert Einstein afirmou que um quantum adicional de energia a viajar no campo de um átomo excitado que tenha o mesmo nível de energia de excitação resultaria na libertação de dois quanta, um fenómeno a que chamou emissão espontânea. A energia é emitida, ou irradiada, como dois fotões idênticos, viajando como uma onda coerente. Estes fotões são capazes de energizar mais átomos, que emitem ainda mais fotões idênticos, estimulando mais fotões circundantes. Para manter esta excitação, é necessário um fornecimento constante de energia, designado por mecanismo de bombagem. Os espelhos situados em cada extremidade do meio ativo reflectem estes fotões para trás e para a frente para permitir uma nova emissão estimulada, e as passagens sucessivas através do meio ativo aumentam a potência do feixe de fotões: trata-se de um processo de **amplificação**. O paralelismo dos espelhos assegura a colimação da luz.

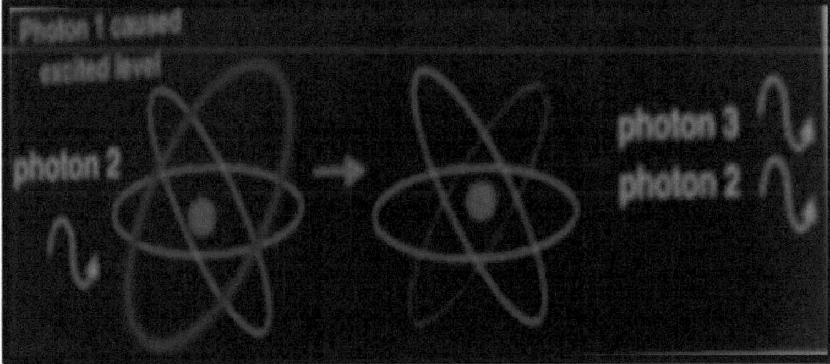

Radiação:

A radiação refere-se às ondas de luz produzidas pelo laser como uma forma específica de energia electromagnética. O espetro eletromagnético é o conjunto das ondas de energia que vão desde os raios gama, cujo comprimento de onda é de cerca de 10^{-12} m, até às ondas de rádio, cujo comprimento de onda pode ser de milhares de metros. Os comprimentos de onda muito curtos, inferiores a cerca de 300 nm, são designados por ionizantes. Este termo refere-se ao facto de a radiação de frequência mais elevada ter um grande momento fotónico, medido em electrões-volt por fotão. A maior energia dos fotões pode penetrar profundamente nos tecidos biológicos e produzir átomos e moléculas carregados. Todos os dispositivos de laser dentário disponíveis têm comprimentos de onda de emissão de aproximadamente 500 nm a 10 600 nm. Estão, portanto, dentro da porção visível ou invisível do infravermelho não ionizante do espetro eletromagnético e emitem radiação térmica. A linha divisória entre a parte ionizante e a não ionizante situa-se na junção da luz ultravioleta e da luz violeta visível. Em resumo, um laser é constituído por um meio de iluminação contido numa cavidade ótica, com uma fonte de energia externa para manter uma inversão de população, de modo a que possa ocorrer emissão estimulada de um comprimento de onda específico, produzindo um feixe de luz monocromático, colimado e coerente.[8,9,10]

COMPONENTES LASER E GERAÇÃO DE FEIXES

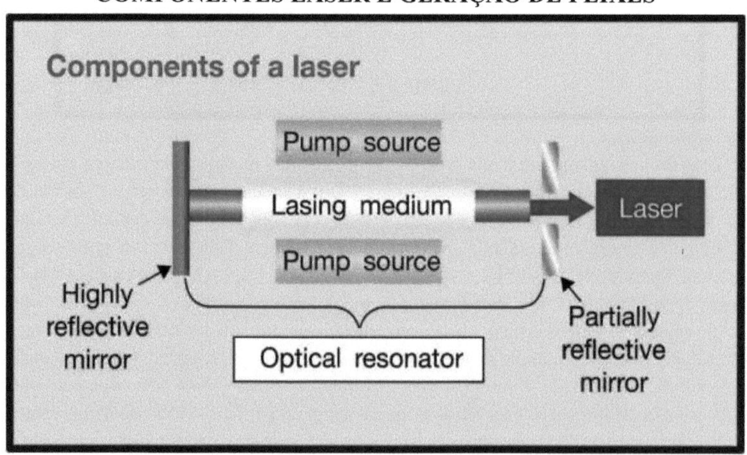

Os componentes básicos do laser incluem um meio de iluminação colocado numa cavidade ótica, uma fonte de energia de bombagem e um sistema de arrefecimento. Para conter e amplificar uma reação em cadeia de fotões que resulta da emissão estimulada numa população de átomos excitados. Uma cavidade ótica é constituída por dois espelhos paralelos colocados de cada lado do meio laser. Nesta configuração, os fotões ressaltam dos espelhos e voltam a entrar no meio para estimular a libertação de mais fotões. Se for fornecida alguma forma de energia para bombear continuamente os átomos para o estado excitado, a inversão da população pode ser mantida e pode ser gerada uma luz de alta intensidade que circula para trás e para a frente entre os dois espelhos. Os espelhos colimam a luz, ou seja, os fotões exatamente perpendiculares aos espelhos voltam a entrar no meio ativo, enquanto os que estão fora do eixo saem do processo de lasing. Como o processo não é 100% eficiente e alguma energia é convertida em calor, é necessário fornecer alguma forma de arrefecimento. Se um espelho for totalmente refletor e o outro parcialmente transmissivo, a luz que escapa através do espelho parcialmente transmissivo torna-se o feixe laser. O meio ativo contém a população homogénea de átomos ou moléculas que são bombeados para o estado excitado e são estimulados para o laser. A espécie exacta de átomos ou moléculas determina o comprimento de onda do feixe de saída. O meio ativo está suspenso na cavidade ótica sob a forma de gás, líquido ou distribuído no estado sólido (por exemplo, cristal).[6,9,10]

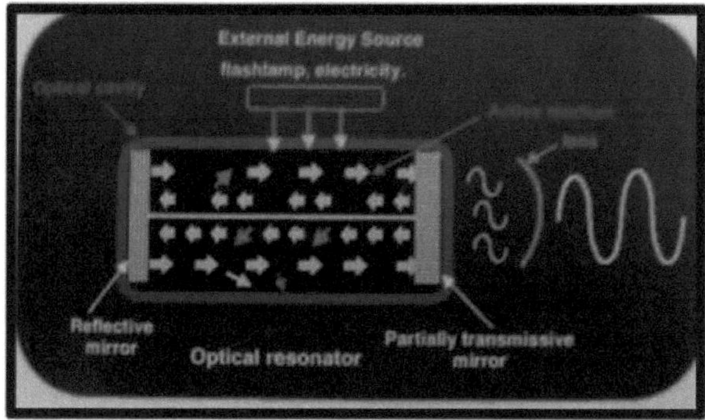

Os componentes básicos do laser

Assim, a emissão estimulada dentro de uma cavidade ótica gera um feixe de luz colimado, coerente e monocromático. O laser recebe o nome do conteúdo do meio ativo e do seu estado de suspensão (por exemplo, laser de gás CO_2 ou laser de iões de árgon).[9]

SISTEMA DE ENTREGA DE LASER:

O feixe coerente e colimado de luz laser deve ser aplicado nos tecidos-alvo de forma ergonómica e precisa.

Existem dois sistemas de aplicação de laser:

- Um guia de ondas ocas flexível ou um tubo com um acabamento interior espelhado. A energia laser é reflectida ao longo deste tubo e sai através de uma peça de mão na extremidade cirúrgica, com um feixe que atinge o tecido sem contacto. Uma ponta acessória de safira ou de um metal oco pode ser ligada à extremidade do guia de ondas para contacto com o local da cirurgia.
- Trata-se de um cabo de fibra ótica de vidro. Este cabo pode ser mais flexível do que o guia de ondas, tem uma diminuição correspondente no peso e na resistência ao movimento, e é normalmente mais pequeno em diâmetro (para tecidos moles =200-600^m). A fibra adapta-se confortavelmente a uma peça de mão com a extremidade nua saliente ou, no caso dos lasers da família do érbio, com uma ponta de safira ou de quartzo. Este sistema de fibra pode ser utilizado em modo de contacto ou sem contacto.[11,12]

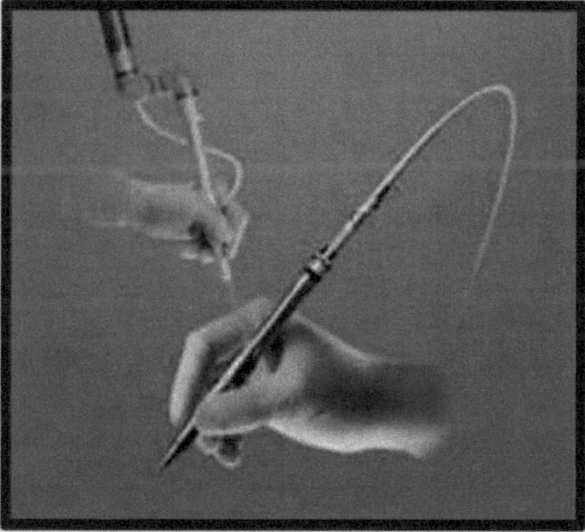

Clinicamente, um laser utilizado em contacto pode proporcionar um acesso fácil a áreas de tecido que de outra forma seriam difíceis de alcançar. Por exemplo, uma ponta de fibra pode ser utilizada à volta do revestimento de uma bolsa periodontal para remover pequenas quantidades de tecido de granulação. Quando utilizado fora de contacto, o feixe é apontado a alguns milímetros de distância do alvo. Esta modalidade é útil para vários contornos de tecido, mas a perda da sensação tátil exige que o cirurgião preste muita atenção à interação do tecido com a energia do laser. O feixe de mira é emitido mais coaxialmente ao longo da fibra do guia de ondas e mostra ao operador o ponto onde a energia do laser pode ser focada.

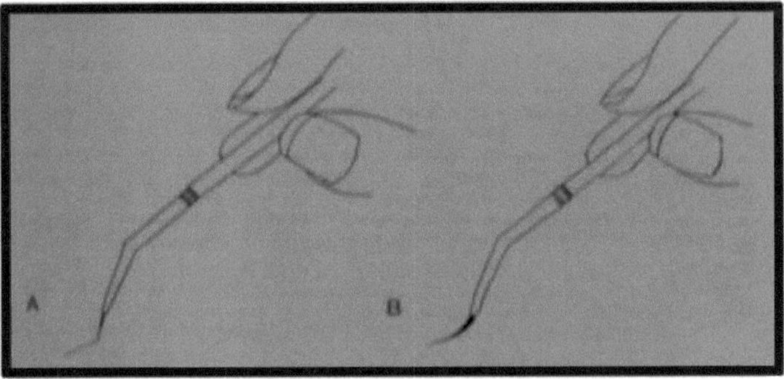

Segurar o laser:
A) Corretamente B) Incorretamente

As lentes no interior do instrumento laser focam o feixe. Com o guia de ondas oco, existe um ponto com um diâmetro específico onde o feixe está bem focado e onde a energia é maior. Esse ponto, designado por ponto focal, deve ser utilizado para a biopsia incisional e excisional. O ponto focal deve estar na ponta ou perto dela para obter a energia máxima. A uma distância maior, o feixe perde a sua eficácia porque a energia se dissipa, com uma diminuição proporcional da densidade de potência.

Lasers com comprimentos de onda de emissão curtos, como os lasers de árgon, de díodos e de O Nd: YAG pode ser concebido com fibras de vidro pequenas e flexíveis. O maior comprimento de onda dentário, o CO_2, está para além da janela de transmissão da atual tecnologia de fibra ótica e tem de ser conduzido num tubo oco.[11]

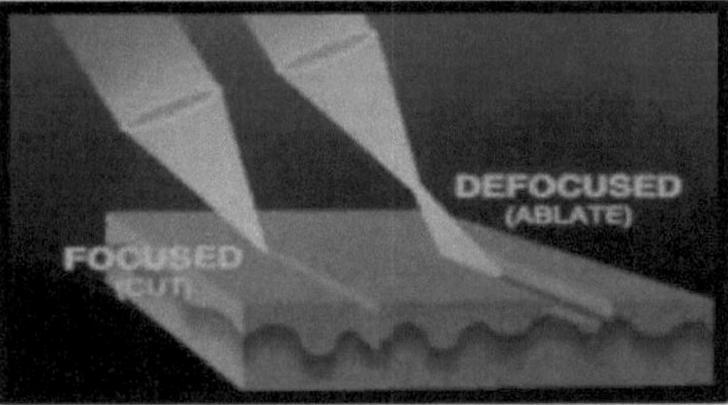

Modo focado e desfocado

MODOS DE EMISSÃO LASER:

O dispositivo de laser dentário pode emitir a energia luminosa em duas modalidades em função do tempo,

- Constante em
- Pulsado ligado ou desligado.
- Superpulsado
- Pulsado verdadeiro

O primeiro é de onda contínua, o que significa que o feixe é emitido apenas a um nível de potência enquanto o operador carregar no pedal de acionamento.

O segundo é designado por modo de impulsos fechados, o que significa que há alterações periódicas da energia do laser, tal como uma luz intermitente. Este modo é conseguido através da abertura e fecho de um obturador mecânico em frente do percurso do feixe de uma emissão de onda contínua. Uma variação deste tipo de pulsação é o modo superpulsado, que reduz significativamente a largura do impulso para menos de 50 milissegundos. São produzidas potências de pico cerca de 10 vezes superiores às das medições de potência de onda contínua e a carbonização dos tecidos pode ser reduzida.

O terceiro modo é designado por modo pulsado de funcionamento livre, por vezes designado por "verdadeiro pulsado". Esta emissão é única na medida em que são emitidos grandes picos de energia de luz laser durante um curto período de tempo, normalmente em microssegundos, seguido de um período de tempo relativamente longo em que o laser está desligado. A temporização desta emissão é controlada por computador e não mecanicamente, como num dispositivo de impulsos. Com cada impulso, são geradas potências de pico elevadas de centenas ou milhares de watts. No entanto, como a duração do impulso é curta, a potência média que o tecido experimenta é pequena. Os dispositivos pulsados de funcionamento livre não têm uma onda contínua ou uma saída pulsada fechada.[13]

O princípio importante de qualquer modo de emissão laser é que a energia da luz atinge o tecido durante um determinado período de tempo, produzindo uma interação térmica. Se um laser estiver num modo pulsado, os tecidos alvo têm tempo para arrefecer antes de ser emitido o impulso seguinte de energia laser. No modo de onda contínua, o operador deve cessar a emissão do laser manualmente para que possa ocorrer o relaxamento térmico dos tecidos.

Os tecidos moles finos ou frágeis, por exemplo, devem ser tratados num modo pulsado, para que a quantidade e a taxa de remoção de tecido sejam mais lentas, mas a possibilidade de danos térmicos irreversíveis no tecido alvo e no tecido adjacente não alvo seja mínima. Além disso, um fluxo de ar suave ou uma corrente de ar proveniente de uma sucção de grande volume ajuda a manter a área mais fresca. Do mesmo modo, quando se utilizam lasers para tecidos duros, um jato de água ajuda a evitar a microfractura das estruturas cristalinas e reduz a possibilidade de carbonização. Por outro lado, o tecido espesso, denso e fibroso requer mais energia para ser removido e, pela mesma razão, o esmalte dentário, com o seu conteúdo mineral mais elevado, requer mais energia de ablação do que as cáries mais macias e aquosas.[11,14]

ENERGIA LASER E TEMPERATURA DO TECIDO:

O princípio da energia laser é **fototérmico (a conversão da energia luminosa em calor)**. Este efeito térmico da energia laser nos tecidos depende do grau de aumento da temperatura e da correspondente reação da água intersticial e intracelular. Os vários parâmetros do laser utilizados no procedimento são também importantes, como o modo de emissão, a densidade de potência e o tempo de exposição. À medida que a energia do laser é absorvida, ocorre aquecimento.

O primeiro evento, **a hipotermia**, ocorre quando o tecido é elevado acima da temperatura normal, mas não é destruído. A temperaturas de aproximadamente

600 C, as proteínas começam a desnaturar sem a vaporização de qualquer tecido subjacente.

O tecido branqueia, e este fenómeno é útil na remoção cirúrgica de tecido granulomatoso doente.

A coagulação refere-se a um dano irreversível no tecido, que congela o líquido numa massa semi-sólida macia. Este processo produz os efeitos desejáveis de hemostasia, através da contração da parede do vaso.

Os bordos dos tecidos moles podem ser **soldados** entre si com um aquecimento uniforme a 700c a 800c, onde há aderência das camadas devido à aderência devida ao desdobramento helicoidal da molécula de colagénio e ao entrelaçamento com segmentos adjacentes.

Quando o tecido alvo contendo água é elevado a uma temperatura de 1000c, ocorre **a vaporização** da água no seu interior, um processo também designado por **ablação**. Há uma mudança física de estado; os componentes sólidos e líquidos transformam-se em vapores sob a forma de fumo ou vapor. Como os tecidos moles são compostos por uma elevada percentagem de água, a excisão dos tecidos moles começa a esta temperatura.

Se a temperatura do tecido continuar a aumentar até cerca de 2000C, desidrata-se e queima-se na presença de ar. O carbono como produto final absorve todos os comprimentos de onda (**carbonização**). Assim, se a energia laser continuar a ser aplicada, a camada superficial carbonizada absorve o feixe incidente, tornando-se um dissipador de calor e impedindo a ablação normal do tecido.[7, 14, 15, 1617]

Efeitos do tecido alvo em relação à temperatura:

TECIDO TEMPERATURA(^{0} C)	EFEITO OBSERVADO
37-50	Hipertermia
60-70	Coagulação, desnaturação de proteínas
70-80	Soldadura
100-150	Vaporização, Ablação
>200	Carbonização

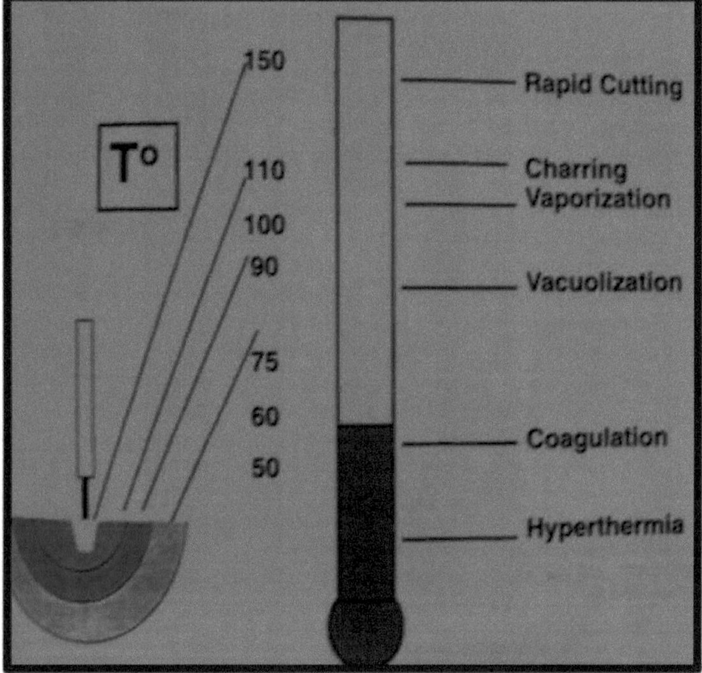

Efeitos variáveis do laser nos tecidos

INTERACÇÃO LASER-TECIDO:

O laser tem quatro interações diferentes com os tecidos alvo, dependendo das propriedades ópticas desse tecido.

- A primeira e mais desejada interação é a **absorção** da energia do laser pelo tecido pretendido. A quantidade de energia que é absorvida pelo tecido depende das caraterísticas do tecido, como a pigmentação e o teor de água, e do comprimento de onda do laser e do modo de emissão. Os compostos dos tecidos, denominados cromóforos, absorvem preferencialmente determinados comprimentos de onda. As estruturas dentárias têm diferentes quantidades de conteúdo de água por peso. Uma classificação do mais baixo para o mais alto mostraria o esmalte (com 2% a 3%), a dentina, o osso, o cálculo, a cárie e os tecidos moles (com cerca de 70%). A hidroxiapatite é o principal componente cristalino dos tecidos duros dentários e tem uma vasta gama de absorção, dependendo do comprimento de onda.

Em geral, os comprimentos de onda mais curtos (de cerca de 500-1000 nm) são facilmente absorvidos pelos tecidos pigmentados e pelos elementos sanguíneos. O árgon é altamente atenuado pela hemoglobina. O díodo e o Nd: YAG têm uma elevada afinidade para a melanina e uma menor interação com a hemoglobina. Os comprimentos de onda mais longos são mais interactivos com a água e a hidroxiapatite. O maior pico de absorção da água situa-se imediatamente abaixo dos 3000 nm, que é o comprimento de onda do Er: YAG. O érbio é também bem absorvido pela hidroxiapatite. o CO_2 a 10.600nm é bem absorvido pela água e tem a maior afinidade com a estrutura dentária.[4, 7, 14,17]

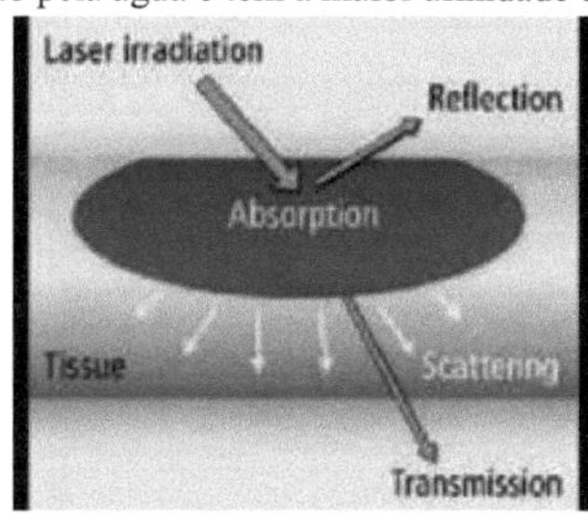

A luz laser dirigida para os tecidos pode ser reflectida, dispersa, transmitida ou absorvida.

- O segundo efeito é a **transmissão** da energia laser diretamente através do tecido sem qualquer efeito no tecido alvo, o inverso da absorção. Este efeito é altamente dependente do comprimento de onda da luz laser. A água, por exemplo, é relativamente transparente aos comprimentos de onda mais curtos, como o árgon, o díodo e o Nd: YAG, ao passo que os fluidos tecidulares absorvem facilmente a família do érbio e o CO_2 na superfície exterior, pelo que é transmitida pouca energia aos tecidos adjacentes.
- O terceiro efeito é a **reflexão**, em que o feixe se redirecciona para fora da superfície, não tendo qualquer efeito no tecido alvo. O dispositivo laser de deteção de cáries utiliza a luz reflectida para medir o grau de estrutura dentária sã. O feixe de laser torna-se mais divergente à medida que a distância da peça de mão aumenta. A reflexão pode ser perigosa porque a energia é direcionada para um alvo não intencional, como os olhos: esta é a principal preocupação de segurança para a operação do laser.[18]
- O quarto efeito é a **dispersão** da luz laser, que enfraquece a energia pretendida e pode não produzir qualquer efeito biológico útil. A dispersão do feixe de laser pode causar transferência de calor para o tecido adjacente ao local da cirurgia, podendo ocorrer danos indesejados. No entanto, um feixe deflectido em diferentes direcções é útil para facilitar a cura da resina composta ou para cobrir uma área ampla.[11,14,15,16,17]

COMPRIMENTOS DE ONDA DE LASER UTILIZADOS EM MEDICINA DENTÁRIA:

Existem vários fabricantes de lasers com várias ofertas de produtos e o leitor deve consultar outras fontes de informação específica para obter detalhes actuais sobre as empresas e os seus instrumentos. Seguem-se breves descrições dos dispositivos laser que têm aplicação dentária. Os lasers são designados de acordo com o seu meio ativo, comprimento de onda, sistema de entrega, modos de emissão, absorção tecidular e aplicações clínicas.

Na medicina e na medicina dentária são utilizadas duas categorias de lasers:

Tipos de laser: Suave e duro

Os lasers "suaves" são de baixa energia

O laser "duro" tem um elevado nível de energia.

Lasers suaves (lasers frios ou atérmicos). Estes lasers fornecem baixa energia fria (atérmica) em comprimentos de onda que se acredita estimularem a circulação e a atividade celular (regeneração dos tecidos, melhoria da cicatrização). [19,20]

Os lasers duros (lasers quentes ou térmicos) são utilizados em procedimentos cirúrgicos para cortar, coagular, vaporizar, polimerização de compostos e para fins de soldadura.[19,20]

Os diferentes tipos de lasers são;

LASER	COMPRIMENTO DE ONDA
1. ArF Excimer (Fluoreto de Árgon)	193nm
2. KrF Excimer (Fluoreto de crípton)	248nm
3. XeCl Excimer (Cloreto de Xénon)	308nm
4. Alexandrite de dupla frequência	377nm
5. Ião crípton	407nm
6. Ião árgon	488,514.5nm
7. Corante	507-510nm
8. Nd:YAG com duplicação de frequência	532nm
9. Díodo (nível baixo)	600-908nm
10. Vapor de ouro	628nm
11. Corante bombeado com árgon	630 nm
12. **Corante bombeado por vapor de cobre**	630nnm
13. Hélio-Neão	632nm
14. Rubi	694,2nm
15. Díodo (Ga-Al-As) Arsenieto de alumínio e gálio (Ga-As) Arsénio de gálio	800-830nm 904-950nm
16.Nd:YLF (fluoreto de neodímio e lantânio)	1.053nm
17. **Nd:YAG (Neodímio, ítrio e alumínio) Granada)**	1064nm
18. Nd:YAP(Neodímio ítrio alumínio perfoskite)	1340nm
19. **Hol:YAG (granada de alumínio e hólmio)**	2150nm
20. Er:YSGG(Erbium Yttrium Scandium Gallium Granada)	2790nm
21. **Er:YAG (granada de alumínio e ítrio de érbio)**	2940nm
22. Eletrão livre	3000nmn, 6100nm, 6450nm
23. **Dióxido de carbono (CO2)**	9300nm,9600nm, 10600nm

Nota: os lasers impressos a **negrito** mostram os lasers duros comuns utilizados em medicina dentária.[14]

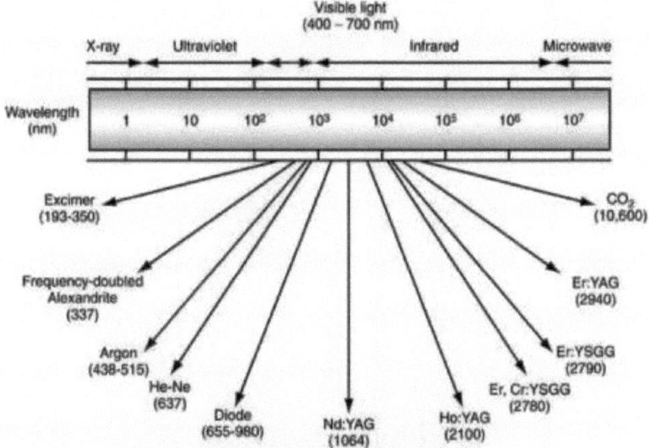

Comprimentos de onda do laser utilizados em medicina dentária

<u>ARGON LASER:</u>

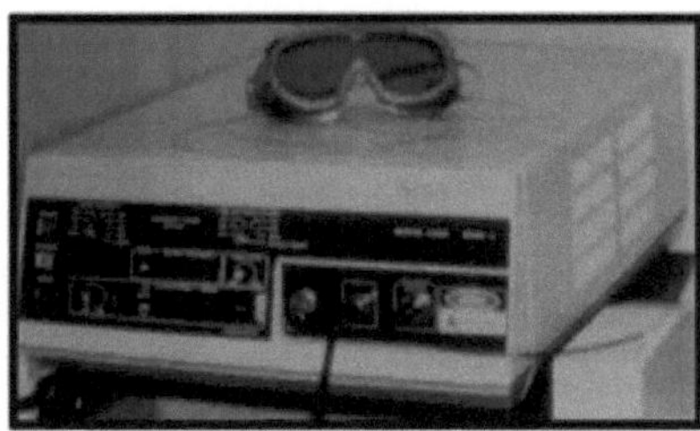

Laser de árgon

Lasers de árgon: O laser de árgon foi utilizado pela primeira vez em medicina na década de 1960, tendo sido desenvolvido por **Bridges em 1964** nos Huges Aircraft Research Laboratories. Os lasers de árgon têm um meio ativo de gás árgon que é fornecido por fibra ótica em modo de onda contínua e modo de impulsos fechados. A energia que passa através da cabeça de laser de gás iónico do laser e dos espelhos reflectores gera a luz visível coerente com comprimentos de onda primários de 488 nm (cor azul) e 510 nm (cor azul-verde).[11,15,19,21,22] A emissão de 488 nm é o comprimento de onda necessário para ativar a canforoquinona, o foto-iniciador mais utilizado que provoca a polimerização da resina nos materiais de restauração compostos. O laser de árgon também pode ser utilizado com outros materiais de laboratório e de consultório, tais como géis de branqueamento activados por luz e materiais de impressão. ,[19,2122]

510nm têm uma afinidade para tecidos de cor mais escura e para a hemoglobina, o que os torna excelentes coaguladores e, por conseguinte, os torna os melhores hemostáticos durante a retração gengival durante o fabrico de próteses parciais fixas.[11,19,21,22]

A potências mais baixas, os lasers de árgon também sofrem de "arrastamento" e necessitam de movimentos de varrimento para evitar a acumulação de tecido na ponta e/ou o arrastamento de tecido.

Nenhum dos comprimentos de onda é bem absorvido pela água. A fraca absorção no esmalte e na dentina é vantajosa quando se utiliza este laser para cortar e esculpir o tecido gengival, porque a interação é mínima e, por conseguinte, não há danos na superfície do dente durante esses procedimentos. Ambos os comprimentos de onda podem ser utilizados como auxiliares na deteção de cáries

O laser de árgon é uma ferramenta valiosa na realização de procedimentos de frenectomia. Embora o laser de árgon seja muito eficaz no corte de tecido fibroso a energias mais elevadas, é também particularmente benéfico para a frenectomia lingual devido às propriedades hemostáticas da luz do laser de árgon. A sua aplicação também se aplica no domínio da implantologia dentária, uma vez que pode ser utilizado para desobstruir cirurgicamente o implante e proceder à moldagem, devido ao campo incruento gerado pelo laser.[6, 7,12,15,22]

LASERS DE DIÓXIDO DE CARBONO (CO_2):

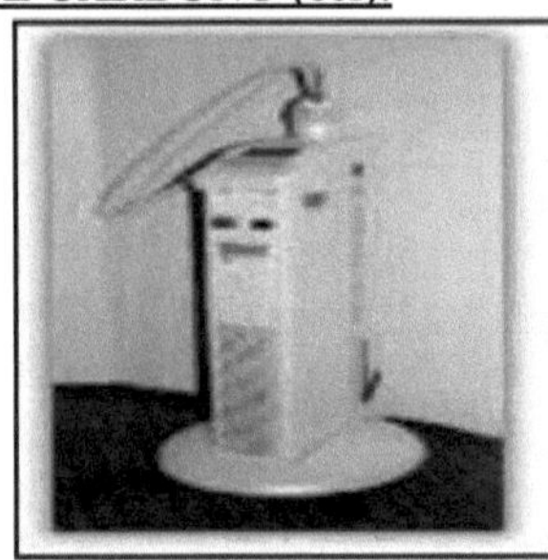

Laser de dióxido de carbono:

Desenvolvido pela primeira vez por **Patel** e outros em **1964**, tem um comprimento de onda de **10600 nm,** é um laser de meio ativo gasoso que incorpora um tubo selado que contém uma mistura gasosa de dióxido de carbono, azoto e hélio como meio.[11,20] e situa-se na gama do infravermelho distante invisível e não ionizante do espetro. O feixe é emitido através de um tubo oco, semelhante a um guia de ondas, em modo contínuo ou por impulsos. Uma vez que o feixe de CO_2 é invisível, é utilizado um laser vermelho de hélio-néon em paralelo ou quase em paralelo como feixe de mira.[10,21,22]

Nos Estados Unidos, no Forsyth Dental Centre, em Boston, a atenção centrou-se no laser de dióxido de carbono. Devido ao facto de o seu comprimento de onda de 10600nm ser bem absorvido pelo esmalte, pode ser adequado para aplicações selecionadas na superfície dos dentes, como a soldadura de materiais cerâmicos ao esmalte ou a prevenção de cáries dentárias. Mas os estudos confirmaram a capacidade do laser de dióxido de carbono para induzir resistência à penetração ácida do esmalte, as tentativas de utilizar este laser para selar fossas e fissuras e para a soldadura ou fusão de materiais como a hidroxiapatite ao esmalte não tiveram êxito devido às temperaturas superficiais excessivamente elevadas geradas durante o processo.[6]

Os lasers de CO_2 não podem ser introduzidos através de um suporte de fibra ótica O acesso ao laser de CO_2 na boca já não é um problema. Está disponível uma pequena peça de mão com um tubo flexível.[11]

Têm uma afinidade com o tecido húmido, independentemente da cor do tecido, desde que os tecidos estejam húmidos, o laser de Co2 será absorvido na área. Isto significa que são altamente absorvidos na mucosa oral. Pode cortar e coagular facilmente os tecidos moles e tem uma profundidade de penetração superficial nos tecidos. Não há transmissão, reflexão ou dispersão na mucosa oral.[22]

O laser de CO_2 não pode ser fornecido numa fibra ótica convencional. A energia do laser é conduzida através do guia de ondas e é focada no local da cirurgia sem contacto. A perda da sensação tátil pode representar uma desvantagem para o cirurgião, mas a ablação do tecido pode ser precisa com uma técnica cuidadosa.

As várias vantagens oferecidas pelos lasers de CO_2 são:

- Pouca ou nenhuma hemorragia
- Um campo operacional seco
- Excelente visibilidade
- Possível redução do tempo de funcionamento.
- Redução do inchaço
- Melhoria da coagulação

- Redução da dor
- Diminuição das cicatrizes
- Pouca ou nenhuma necessidade de suturas.

Não há melhor utilização para o laser de CO_2 do que para frenectomias da linha média maxilar ou lingual, procedimentos de alongamento da coroa, redução da tuberosidade, epúlides, hiperplasia papilar inflamatória, vestibuloplastia ou outras necessidades cirúrgicas pré-protéticas.[22,23]

Lasers de neodímio - ítrio - alumínio - granada (ND: YAG):

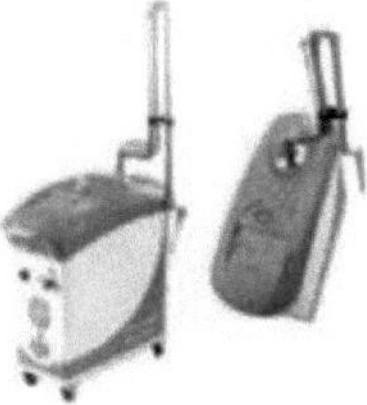

Laser Nd: YAG:

Desenvolvido em **1964 pela Geusic**, é um cristal de ítrio - alumínio - granada dopado com neodímio. Estes lasers situam-se na gama do infravermelho, **1,06 microns** e, tal como os lasers de C02, não podem ser vistos.

O primeiro relatório sobre este laser foi elaborado por Yamamoto et al. em 1974, da Faculdade de Medicina Dentária da Universidade de Tohoku, no Japão, e determinou que o laser Nd: YAG era uma ferramenta eficaz para inibir a formação de cáries incipientes, tanto in vitro como in vivo.

Ao mesmo tempo, em 1977, Adrian, que trabalhava no Instituto de Investigação Dentária do Exército dos EUA, começou a considerar o laser de neodímio para utilização em dentes e para soldadura a laser de ligas dentárias.

Este laser tem um meio ativo sólido que é um cristal de granada combinado com elementos de terras raras, ítrio e alumínio, dopado com iões de neodímio. Estes instrumentos funcionam apenas em modo pulsado de funcionamento livre (um modelo de onda contínua já não é fabricado para o mercado dentário), com durações de impulso curtas na ordem dos centésimos de microssegundo, e possuem pequenas fibras ópticas nuas flexíveis que podem entrar em contacto com os tecidos.[10,20,22,24]

Os lasers Nd: YAG são atraídos pelo tecido pigmentado e têm vários graus de dispersão ótica e penetração no tecido, absorção mínima e nenhuma reflexão. Este laser é altamente absorvido pela melanina, mas menos absorvido pela hemoglobina do que o laser de árgon e é transmitido através da água em cerca de 90%.

É utilizado no tratamento de lesões vasculares e de lesões pigmentadas intra-orais e extra-orais. Também é utilizado na artroplastia aberta da ATM, na excisão de lesões malignas, na remoção de pigmentos de tatuagens pretas e azuis e em tratamentos experimentais de periodontite.[20,24]

Com uma potência elevada, pode formar-se um gás superaquecido, denominado plasma, na superfície do tecido. É este plasma que pode ser responsável pelos efeitos de coagulação, vaporização ou corte. Se não for arrefecido, o plasma pode causar danos nos tecidos circundantes. Ao passar um jato de água pela fibra, este efeito de plasma pode ser relativamente controlado, causando danos mínimos nos tecidos.[22]

LASERS DE HOLMIUM YAG:

Laser Holmium YAG:

O fabrico dos únicos instrumentos dentários a laser de "hólmio" cessou há vários anos. O laser Ho: YAG contém um cristal sólido de granada de ítrio-alumínio sensibilizado com crómio e dopado com iões de hólmio e túlio e é fornecido por fibra ótica num modo pulsado de funcionamento livre. O comprimento de onda produzido por este laser é de 2100 nm, na parte do infravermelho próximo do espetro de radiação invisível não ionizante. Este laser pode ser utilizado em modo de contacto e sem contacto.[10,20,22,25]

O laser obteve recentemente autorização da FDA para utilização em tecidos moles orais. É fornecido através de uma fibra ótica, tem um comprimento de onda de **2.100 nm** e é um cristal. O laser Hol:YAG é absorvido pela água 100 vezes melhor do que o Nd:YAG e, utilizando potências de pico elevadas, pode ablacionar tecidos calcificados duros; no entanto, como instrumento para tecidos moles, não reage com a hemoglobina ou outros pigmentos dos tecidos. É frequentemente utilizado em cirurgia oral para cirurgia artroscópica na ATM para lise de aderências e escultura do tecido fibrocartilagíneo do disco. Também tem sido utilizado experimentalmente na ablação de lesões orais e na cirurgia gengival.[10,20,22,25]

DIODO LASER:

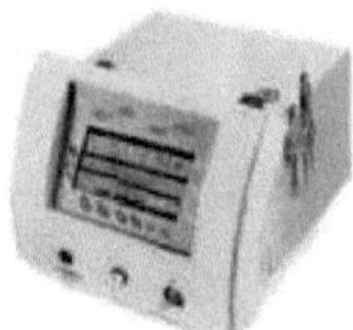

O díodo é um laser de meio ativo sólido, fabricado a partir de cristais semicondutores que utilizam algumas combinações de alumínio ou índio, gálio e arsénio. Este chip do material tem os espelhos do ressonador ótico diretamente ligados às suas extremidades e uma corrente eléctrica utilizada como mecanismo de bombeamento. O comprimento de onda disponível para utilização dentária varia entre cerca de 800 nm e 980 nm. Os 800 nm têm um meio ativo que contém alumínio e os 980 nm têm um meio ativo composto por índio, o que os coloca no início da parte do infravermelho próximo do espetro invisível não ionizante. Cada máquina fornece energia laser por fibra ótica em modos de onda contínua e de impulsos fechados e é utilizada em contacto com tecidos moles para cirurgia ou fora de contacto para coagulação mais profunda.[10,25]

À semelhança do instrumento de árgon, a fibra ótica tem de ser clivada e preparada antes da utilização inicial e durante o procedimento para garantir um funcionamento eficiente. Alguns médicos preferem iniciar a extremidade da fibra com uma pequena quantidade de pigmento de carbono, designando-a por "ponta quente". Este método concentra uma grande quantidade de energia laser no ponto de contacto e acelera as incisões nos tecidos, mas o operador tem de inspecionar a ponta frequentemente para evitar que se transforme num "ferro de marcar" esfarrapado devido à rápida acumulação de produtos ablacionados.[10]

Todos os comprimentos de onda de díodo são altamente absorvidos pelo tecido pigmentado e são profundamente penetrantes, embora a hemostase não seja tão rápida como com o laser de árgon. Estes lasers são relativamente pouco absorvidos pelas estruturas dentárias, pelo que a cirurgia dos tecidos moles pode ser efectuada com segurança nas proximidades do esmalte, da dentina e do cemento. Além disso, à semelhança do instrumento de árgon, o modo de emissão de onda contínua do laser de díodo pode provocar um aumento rápido da temperatura no tecido alvo. Os médicos devem utilizar ar e, por vezes, água para arrefecer o local da cirurgia e para continuar a mover a fibra em torno da área de tratamento. O laser de díodo é um excelente laser cirúrgico para tecidos moles e está indicado para cortar e coagular a mucosa gengival e para o desbridamento sulcular. A principal vantagem do laser de díodo é o facto de ser um instrumento portátil e de dimensões reduzidas.[10,13,22]

A FAMÍLIA DO ÉRBIO:

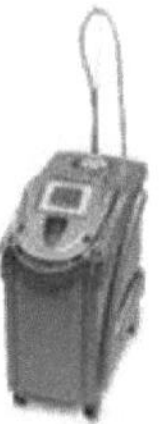

Existem dois comprimentos de onda distintos que utilizam o érbio:
1. Érbio, Crómio: O YSGG (2780nm) tem como meio ativo um cristal sólido de granada de ítrio-alumínio dopado com érbio e crómio.
2. Érbio: YAG (2940nm) tem como meio ativo um cristal sólido de granada de ítrio-alumínio dopado com érbio.[10,22,27]

Os sistemas de entrega dos instrumentos Er: YAG são um guia de onda oco ou um feixe de fibra ótica, enquanto os instrumentos Er, Cr: YSGG utilizam apenas fibras ópticas. Ambos os comprimentos de onda são emitidos em modo pulsado de funcionamento livre. Este desafio técnico na construção de um sistema de fibra ótica decorre do facto de o comprimento de onda não poder ser facilmente transmitido ao longo das moléculas de vidro, pelo que o feixe de fibra ótica é dispendioso e pode ser frágil e menos flexível do que os de árgon, díodo ou Nd: YAG. O diâmetro da fibra é também muito maior e requer um refrigerante de ar para um funcionamento correto. 2[10,2,27,28,29,30]

Na extremidade de qualquer um dos sistemas de distribuição, uma peça de mão e uma ponta de vidro de pequeno diâmetro concentram a energia do laser até um tamanho cirúrgico conveniente. Estes dois comprimentos de onda têm a absorção mais elevada na água do que qualquer outro comprimento de onda dentário e têm uma elevada afinidade para a hidroxiapatite.

A remoção de cáries e a preparação dos dentes são facilmente efectuadas. Além disso, a estrutura dentária sólida pode ser melhor preservada quando o material cariado está a ser abatido.

A superfície saudável do esmalte pode ser modificada para aumentar a adesão do material de restauração, expondo-a à energia do laser. A indicação atual para a utilização destes lasers determina que não podem ser utilizados para a remoção de amálgama ou outros metais. No entanto, a não interação com metais preciosos e porcelana fundida permite ao profissional remover cáries em redor destas restaurações sem as danificar.[10, 27, 28]

Ambos os lasers podem facilmente ablacionar tecidos moles devido ao seu elevado teor de água. Nesta modalidade, alguns médicos desligam o jato de água normalmente utilizado para procedimentos em tecidos duros e utilizam definições de baixa energia. No entanto, a capacidade hemostática é limitada, porque apenas a água na superfície do sangue no local da cirurgia é vaporizada. Não há penetração profunda nem calor sustentado para proporcionar uma contração rápida dos vasos.[10, 22, 27, 30]

Além disso, os estudos demonstraram que a retração dos tecidos para revelar implantes é segura com estes comprimentos de onda, uma vez que a transferência de calor durante o procedimento é mínima.

Laser KTP:

Trata-se de um cristal de fosfato de potássio e titânio. Este laser é uma versão modificada do laser Nd: YAG. Com a adição de um cristal de duplicação de frequência, este laser emite luz laser com um comprimento de onda de 532 nm, ou seja, metade do comprimento de onda do laser Nd: YAG. Este sistema utiliza normalmente um cabo de fibra ótica com uma peça de mão. A sua absorção é semelhante à do laser de árgon, pelo que pode ser utilizado para a retração gengival em casos de próteses parciais fixas.[10,13]

Vantagens dos lasers:

1. Há pouca ou nenhuma hemorragia, o que proporciona um campo operatório seco e uma excelente

visibilidade.
2. Reduz o tempo operatório.
3. Os vasos sanguíneos e linfáticos podem ser selados, o que permite um inchaço mínimo no pós-operatório.
4. É menos doloroso e não há dor pós-operatória.
5. Há poucas hipóteses de traumatismo mecânico.
6. O laser provoca cicatrizes mínimas.
7. Raramente são necessárias suturas.
8. Os lasers provocam uma redução da contagem de bactérias e, em algumas áreas, podem também esterilizar o campo.
9. Aceitação do doente.

Utilizações clínicas:

1. Os lasers são utilizados eficazmente para biópsias incisionais e excisionais.
2. As lesões presentes na língua podem ser removidas de forma bastante impressionante utilizando o laser.
3. A maioria das lesões brancas pode ser removida com laser, por exemplo: líquen plano, penfigoide benigno da membrana mucosa (o laser de Co2 é o preferido)
4. Utilizado para o alívio sintomático de úlceras aftosas e lesões herpéticas.
5. Os lasers são excelentes no controlo da hemorragia. O Nd: YAG e o HO: YAG são os lasers de eleição.
6. Os lasers podem ser utilizados para descobrir implantes, sejam eles únicos ou múltiplos. O laser Co2 é o único utilizado para esta aplicação, uma vez que os outros podem causar danos nos implantes de titânio.
7. Todos os lasers podem ser utilizados para remover tecido de granulação, quer para limpeza periodontal, quer para desgranulação de qualquer ferida existente.
8. Utilizado para frenectomia. (Co2 é o laser de eleição)
9. O laser pode ser utilizado eficazmente para o alongamento da coroa relacionado com o excesso de tecido mole ou devido a um problema de erupção passiva.
10. Lasers utilizados na redução da cunha distal de tecidos moles e na redução da tuberosidade.
11. O laser pode ser utilizado para destartarização periodontal, alisamento radicular, curetagem e esterilização de bolsas

LASERS EM PRÓTESES COMPLETAS E REMOVÍVEIS PRÓTESES PARCIAIS

Os doentes com próteses mal ajustadas desenvolvem frequentemente pregas hiperplásicas ao longo do tempo. Outros problemas protéticos que ocorrem frequentemente são as fixações elevadas do frénulo, as formações de tecido cicatrizado e queratótico e um vestíbulo pouco profundo. Estes problemas são prejudiciais para o funcionamento correto da prótese dentária. A cirurgia pré-protética é aconselhável nestas situações para proporcionar uma melhor base de suporte de tecido mole. Os procedimentos cirúrgicos convencionais produzem normalmente uma hemorragia extensa, que limita a visualização e requer frequentemente sutura. Quando a área envolvida é grande, existe frequentemente uma dor pós-operatória significativa, sendo por vezes necessário efetuar enxertos para cobrir a ferida. Por exemplo, a hiperplasia papilar inflamatória pode ser removida eficazmente com uma lâmina ou por eletrocirurgia, mas o laser oferece a vantagem de se poderem fazer curvas e dobras facilmente, de não haver hemorragia durante e após o procedimento, de um campo seco, de rapidez, de cicatrização mínima, de contratura e de redução ou ausência de dor e inchaço pós-operatórios para o doente. Para a remoção de uma hiperplasia inflamatória, começa-se por lavar uma área com 4 a 6 W de potência indicada, utilizando o modo desfocado. Para as lesões pré-protéticas maiores, como as da hiperplasia papilar inflamatória, o laser de CO2 é recomendado devido à sua rapidez e eficácia na vaporização.[29]

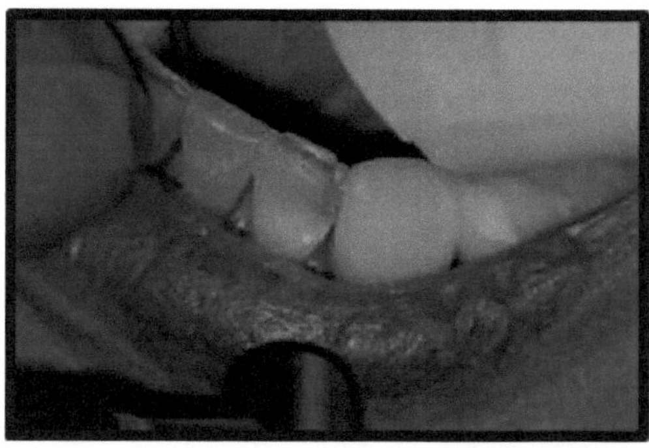

FRENECTOMIA:

O laser de árgon é uma ferramenta valiosa na realização de procedimentos de frenectomia. Embora o laser de árgon seja muito eficaz no corte de tecido fibroso a energias mais elevadas, é também particularmente benéfico para frenectomias linguais devido às propriedades hemostáticas da luz do laser de árgon. A utilização do laser de árgon durante estes procedimentos resulta numa remoção eficiente do tecido com um campo sem sangue.

A frenectomia é um procedimento que se adapta muito bem às peças de mão do bisturi laser de contacto cirúrgico. Em vez de utilizar uma fibra nua, o bisturi laser de contacto é o instrumento de eleição. Com o laser regulado para 1 a 2,25 W, em onda contínua, o bisturi laser é colocado no tecido frenular, que é excisado. Pode ser utilizada água pulverizada, mas é sempre prevista a evacuação no local da cirurgia para remover a pluma. Isto resultará em densidades de potência de 1.400 a 3.200 W/cm^2 e em temperaturas do tecido de 1000C a 1750C. O tecido é removido com os padrões convencionais de desenho de incisão. O frénulo pode ser literalmente cortado. A hemostase é excelente, não são necessárias suturas e o doente sente um desconforto mínimo durante o período de cicatrização. O objetivo da cirurgia é libertar o anexo com o mínimo de danos para os tecidos circundantes. A potência do laser terá de ser ajustada dentro do intervalo sugerido, com base na pigmentação e nas caraterísticas fibrosas do tecido e na velocidade de corte pretendida.[22, 31]

Alguns médicos preferem realizar cirurgias sem contacto com o laser de árgon. No entanto, isto requer a aplicação de potências mais elevadas, tamanhos de pontos maiores, menos precisão e controlo e, geralmente, resulta em mais danos nos tecidos circundantes.[31]

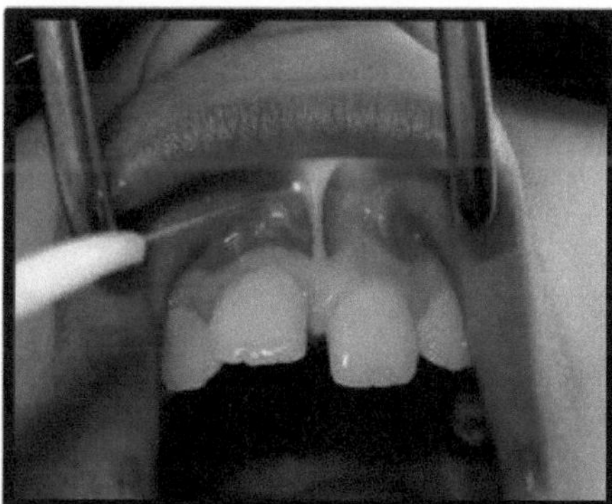

Não há melhor utilização para o **CO2laser** do que para as frenectomias da linha média maxilar ou lingual. Na frenectomia da linha média maxilar, o frénulo é simplesmente vaporizado com o laser de CO2. O laser pode ser usado num modo desfocado para simplesmente vaporizar o frênulo e deixar uma camada carbonizada para cicatrização por segunda intenção. Esta camada carbonizada ajuda a manter a natureza sem sangue do procedimento. Na frenectomia lingual, a ponta da língua é agarrada, é colocada tensão e, a partir da maior concavidade do frénulo, movendo-se posteriormente, o frénulo é simplesmente vaporizado até se obter o efeito pretendido. As potências indicadas para ambas as frenectomias são normalmente de 4 a 5W e no modo de menor desfocagem. Quando se utiliza o CO_2laser para estes procedimentos, o tempo operatório é reduzido, passando de 35 segundos para 2 ou 3 minutos. Tanto nas frenectomias maxilares como nas linguais, existe uma enorme vantagem com este método, uma vez que não é necessário remover as suturas da mucosa não queratinizada ao fim de 1 semana, o que pode ser difícil e irritante para a mucosa. O laser de CO_2 cirúrgico parece ter uma série de vantagens potenciais. Para as frenectomias, as principais vantagens parecem ser a rapidez e o campo limpo e sem sangue. No entanto, num estudo realizado por Pogrel M.A. em 1989 sobre o efeito do laser de CO_2 na frenectomia, ocorreu uma contração e recorrência do frénulo em 25% dos doentes que estudou.[22,24,32]

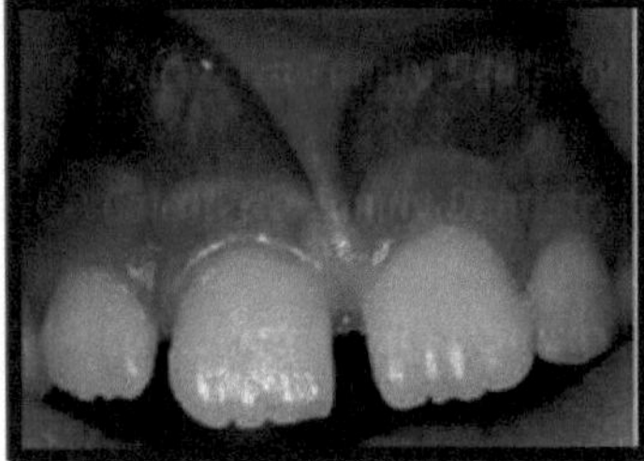

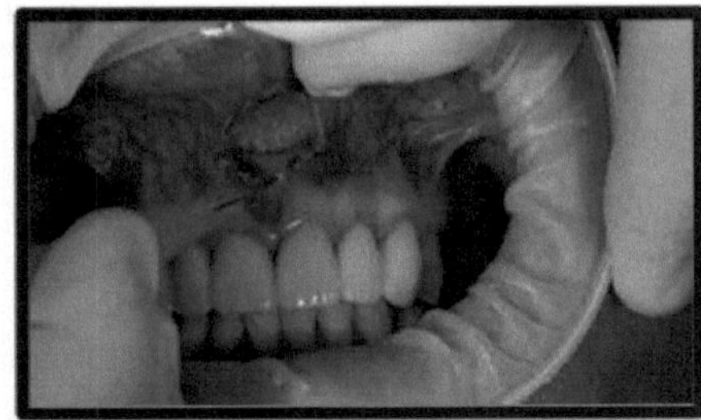

Fixação elevada do frénulo antes do tratamento Frenectomia no processo

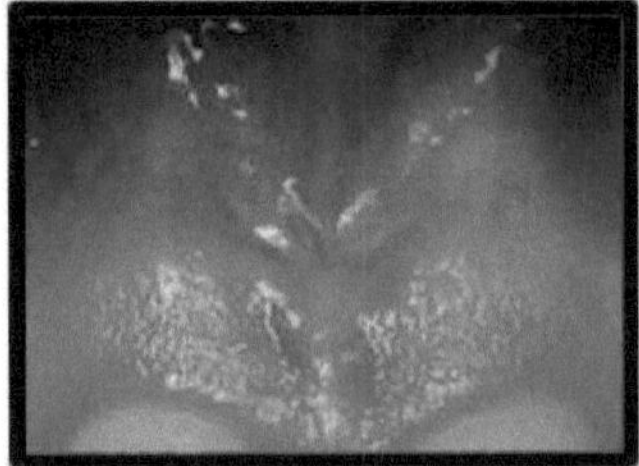

Vista pós-operatória

Os lasers **Nd:YAG** também ajudam eficazmente a realizar a frenectomia sem sutura. A área é infiltrada com lidocaína e com epinefrina 1:100.000. O laser foi utilizado com uma fibra de 300pm, sem pulverização de ar e água. Verificou-se que, quando é necessário remover tecido mais espesso ou quando uma área requer vaporização, como na frenectomia, o jato de água impede a remoção do tecido e requer a utilização de definições de potência muito mais elevadas. O lábio é agarrado e esticado para fora e para a frente para colocar a tensão máxima no frénulo. A fibra é levada até à maior concavidade do frénulo, o laser é ativado e o frénulo é facilmente vaporizado. Isto liberta a tração do frénulo sobre a papila e reduz o volume do frénulo.[25]

REDUÇÃO DA TUBEROSIDADE:

Frequentemente, a área da tuberosidade maxilar aproxima-se da almofada retromolar e é composta principalmente por tecido conjuntivo fibroso. Esta condição tem de ser alterada para permitir um espaço adequado para a prótese. Além disso, embora a tuberosidade maxilar possa não se aproximar da almofada retromolar, pode ser pendular e não oferecer uma base estável para a prótese. A escolha do laser é uma que possa remover uma grande quantidade de tecido de forma relativamente rápida. O laser de CO_2 é recomendado para cirurgias pré-protéticas maiores devido à sua rapidez e eficácia na vaporização. Com as novas fibras de 600p e 1000p, as pontas esculpidas e os traços semelhantes a pinceladas permitem ao operador vaporizar ou cortar o tecido cuidadosamente e apenas quando necessário, até obter o resultado final desejado. Recomenda-se um planeamento cuidadoso utilizando impressões e moldes montados que podem ser alterados e utilizados para fabricar uma tala. A tala pode então ser levada à boca para verificar a remoção suficiente. O profissional precisa de ter experiência e conhecimentos na identificação de estruturas anatómicas que possam colocar problemas, como as artérias e os nervos palatinos. Nesta altura, podem ser feitas impressões preliminares. As instruções pós-operatórias devem incluir lavagens com água morna salgada duas vezes por dia durante 7 dias e medicamentos anti-inflamatórios não esteróides, conforme necessário para a dor.[21,23,33]

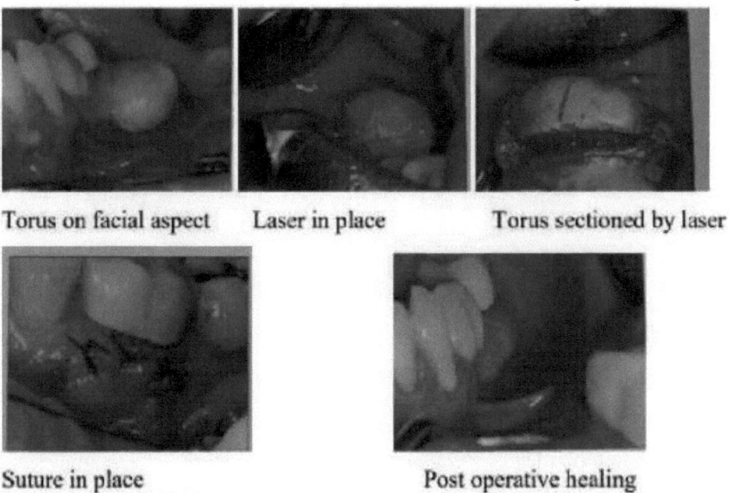

LESÕES DOS TECIDOS MOLES

O trauma persistente de uma flange de prótese afiada ou a compressão excessiva da área do dique posterior pode produzir uma resposta de tecido fibroso. Pode formar-se tecido fibroso hiperplásico na junção do palato duro e do palato mole como reação ao trauma constante e à irritação da área posterior da prótese. A lesão pode ser excisada com qualquer um dos lasers para tecidos moles e o tecido pode reepitelizar-se. Ocasionalmente, pode desenvolver-se um verdadeiro fibroma. Os fibromas são firmes e duros à palpação e, a menos que estejam traumatizados, a sua superfície é rosada e queratinizada.[26]

Se o doente apresentar tecido hiperplásico (epulis fissurata) devido a uma prótese mal ajustada, o plano de tratamento inclui a remoção destas lesões e o revestimento da prótese com um condicionador de tecidos provisório, com o subsequente revestimento da prótese em acrílico processado em laboratório. O plano de tratamento alternativo proposto inclui a excisão com o laser. O laser de eleição é o laser **de hólmio** com uma potência média de 3 W e 10 impulsos por segundo, com um diâmetro de feixe de fibra ótica de quartzo de 400 ppm. A evacuação a alta velocidade é sempre utilizada durante um procedimento a laser. É uma técnica aceitável e a utilização do feixe de fibra ótica de quartzo no modo de contacto e sem contacto permite a colocação precisa do feixe de laser de hólmio no local do tecido cirúrgico. Clinicamente, o seu efeito nos tecidos parece simular o laser de CO_2, tanto em termos de velocidade como de efeitos nos tecidos moles. É interessante notar que quando o holmium é utilizado para controlar a hemorragia de uma ferida aberta, o aspeto resultante do local é negro.[26]

Na remoção de uma hiperplasia papilar inflamatória com o laser de CO_2, a área é lavada com 4 a 6 W de potência indicada no modo desfocado. O laser permite um controlo muito maior do que uma lâmina ou a eletrocirurgia. O laser permite efetuar o procedimento sob o campo seco, dando uma excelente visibilidade e com maior facilidade. Uma das áreas com este tipo de lesão é submetida a laseamento e a camada de carvão resultante pode ser limpa e o tecido subjacente inspeccionado. O processo de laseamento e limpeza pode ser continuado até que o tecido de aparência normal seja exposto e o carvão final seja aplicado.[31]

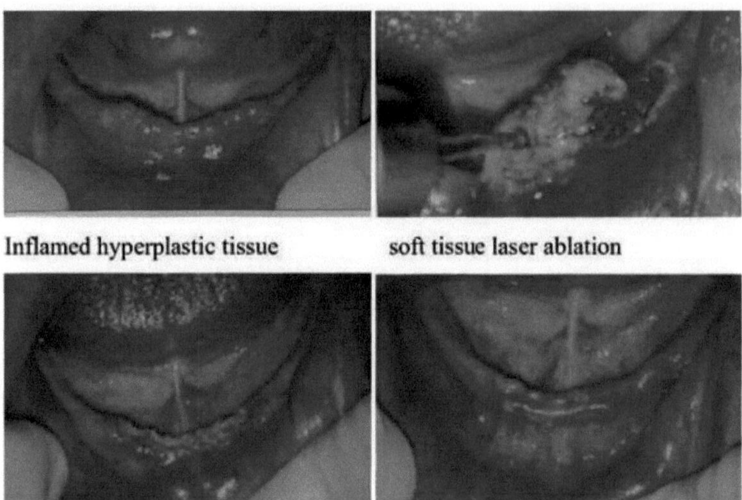

Tecido hiperplásico inflamado Ablação por laser de tecidos moles
Vista pós-operatória imediata Vista pós-operatória de 1 mês

Kesler G (2004) apresenta um relato de caso que dita a utilização de lasers para tecidos moles e duros no tratamento de próteses removíveis. Um homem de 63 anos de idade apresentou-se com a queixa principal de inchaço das gengivas e dentes soltos. Foi desenvolvido um plano de tratamento que incluía a extração dos dentes remanescentes no maxilar superior, com a inserção imediata de uma prótese total superior. Foi obtido o consentimento informado do laser.

O plano de tratamento para a cirurgia a laser incluía o seguinte:

- Remoção do tecido granulomatoso dentro e à volta dos alvéolos de extração
- Recontorno ósseo da crista residual e dos alvéolos
- Frenectomia
- Hemostasia

Foram efectuadas impressões apropriadas para fabricar uma prótese superior completa de inserção imediata. O paciente foi anestesiado e os restantes dentes foram extraídos. Os alvéolos foram desbridados com o laser Er: YAG (ponta de safira de 600pm com jato de água) até ser visível osso limpo sem tecido de granulação. O laser de CO_2 foi utilizado (3W contínuo) para limpar e descontaminar o tecido mole. O laser foi afastado do foco para obter hemostasia. Foi efectuada uma plastia em Z para evitar o impacto da base da prótese nos anexos musculares e o deslocamento da prótese durante a função. As incisões foram efectuadas com o laser de CO_2 (3W contínuo) através da mucosa, lateralmente à inserção do frénulo no lábio até à fixação na crista alveolar. O frénulo foi separado do tecido adjacente e da inserção óssea com o laser Er: YAG (1000 mJ, 20 Hz). Para evitar a recidiva do frénulo, a prótese foi modificada com material de revestimento. Devido ao efeito hemostático do laser, não se registou qualquer hemorragia significativa e a área foi deixada sem embalagem. No exame efectuado uma semana após a cirurgia, o doente referiu não ter dores e ter uma boa cicatrização.

Efeito da aplicação de laser de baixa energia no tratamento de lesões da mucosa induzidas por próteses:

A maior vantagem da utilização de um laser de baixa energia é que os seus efeitos podem ser alcançados sem danificar os tecidos do hospedeiro e com alguma proteção para o operador. As lesões inflamatórias moles no tecido de suporte são uma ocorrência comum sob próteses completas.

Os factores traumáticos nas dentaduras podem levar a lesões crónicas da mucosa induzidas pela dentadura. Os doentes pertencentes a estes grupos podem optar pela irradiação laser da lesão específica com o dispositivo. A dose terapêutica para tratar a inflamação é a potência de pico máxima ideal, 12W, com uma modulação de frequência de 2,82 Hz, comprimento de onda infravermelho de 904nm e duração do impulso de 200 nsec, de acordo com as recomendações do fabricante. Cada lesão é exposta ao tratamento com laser durante 90 segundos, uma vez em dias alternados, durante 3 semanas. A avaliação clínica é observada de acordo com os seguintes critérios:

- A ausência de cicatrização é caracterizada por uma textura grosseira, solta e áspera. A lesão é facilmente deformada e ligeiramente hiperplásica, com uma cor vermelha brilhante e carnuda e eritema brilhante.
- A cicatrização ligeira é caracterizada por uma lesão ligeiramente rugosa mas facilmente destacável, com um ligeiro edema e queratose caraterística.
- A cicatrização completa é caracterizada por uma textura suave com pontilhado normal e tecido firmemente aderido.

Embora as lesões da mucosa induzidas por próteses sejam caracterizadas por dor moderada, a maioria dos doentes referiu alívio da dor após a terapia com laser. Para ser mais eficaz, a aplicação de laser nas lesões dos tecidos moles sob as dentaduras é efectuada três vezes por semana durante três semanas. A terapia com laser aumenta localmente o limiar de perceção e tolerância à dor. O efeito imunossupressor de uma irradiação laser é caracterizado pela proliferação celular e por novas células epiteliais que cobrem a superfície ulcerada sob a dentadura.[31,34]

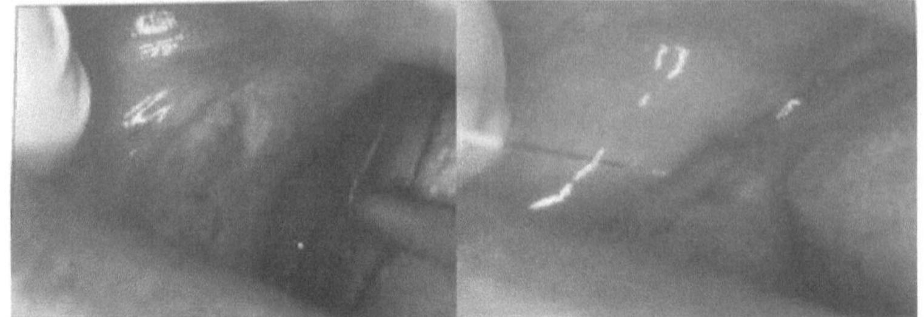

Dentadura dorida Ponta de fibra ótica no lugar

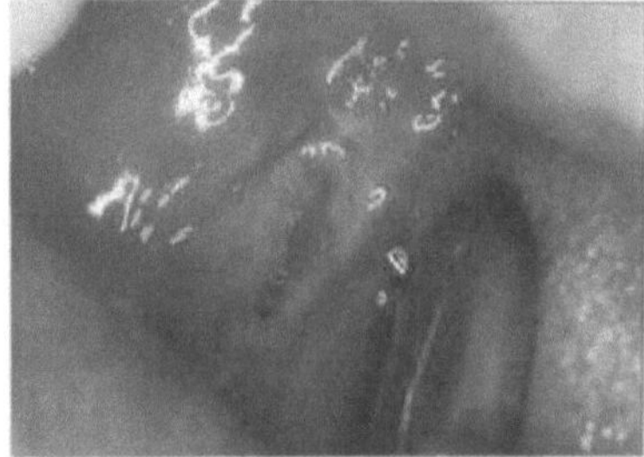

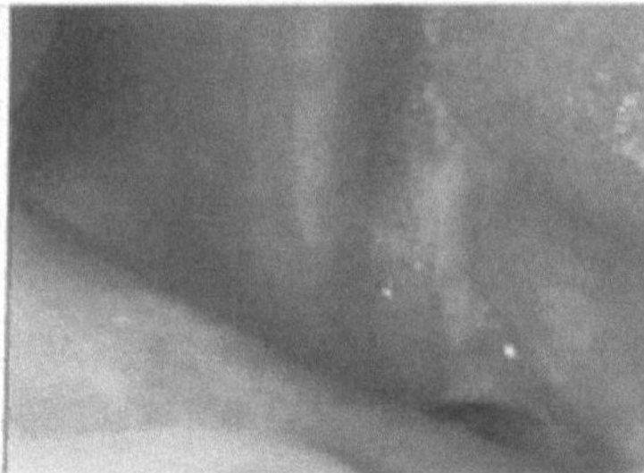

Vista pós-operatória imediata Vista pós-operatória de 1 semana

Conceito e desenvolvimento de um posicionamento computorizado de próteses dentes para próteses completas:

A transferência completa da situação real do articulador estático para um mundo virtual computorizado é considerada como aquisição de dados. Isto compreende três complexos: digitalização 3 D, referenciação 3D e transferência de pontos estruturais individuais. Os modelos dos maxilares desdentados podem ser adquiridos de forma suficiente com o sistema de scanner de prótese convencional.

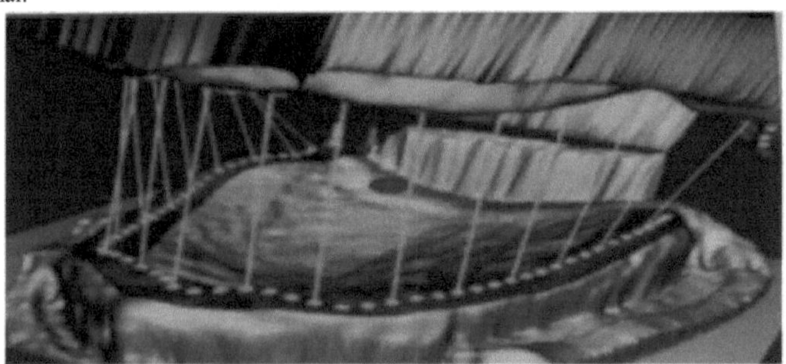

Visualização em 3-D da maxila e da mandíbula, cristas, intervalos de tolerância e espaço interalveolar

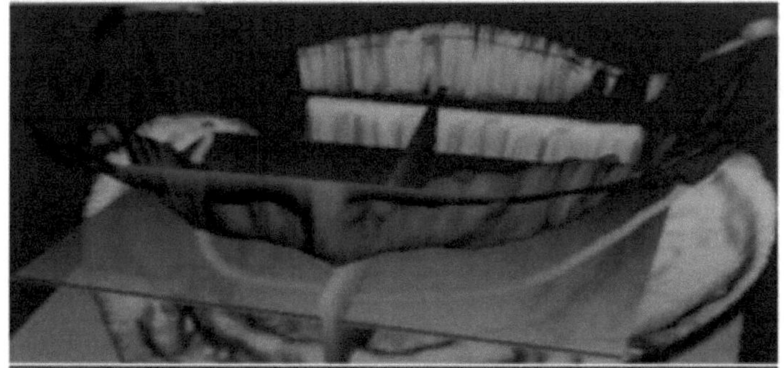

Visualização do plano médio do articulador, da via oclusal e da arcada dentária bruta

- São concebíveis scanners laser, scanners laser de tempo de voo, scanners de luz estruturada, etc. A precisão da aquisição deve ser de +/- 0,25 mm. Os moldes da maxila e da mandíbula são claramente atribuídos espacialmente através da determinação da relação da mandíbula. É importante que a relação seja reproduzível após a remoção do articulador e durante a digitalização. Isto pode ser assegurado através da fixação de uma dobradiça no articulador na parte de trás dos moldes. Se a articulação for aberta em cerca de 1800 após a remoção, ambos os maxilares podem ser digitalizados num plano ao mesmo tempo, incluindo o eixo da dobradiça. Os modelos virtuais podem ser rodados num percurso circular em torno do eixo da dobradiça digitalizado para a posição original do registo da mordida.

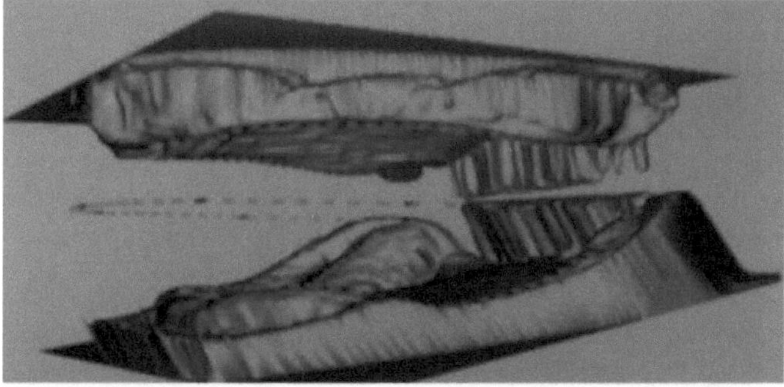

Visualização da arcada dentária estendida para a frente e da arcada dentária estendida

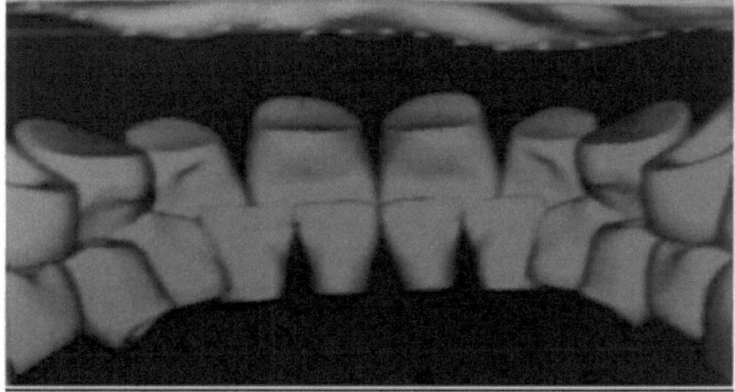

Vista 3-D da arcada dentária a partir da cavidade oral após a montagem

- Para além da digitalização e posicionamento puros, é necessário apresentar outros pontos de referência no modelo virtual. O software detecta e reconstrói automaticamente as estruturas de referência que são anatomicamente importantes para a instalação de dentes artificiais, tais como as linhas centrais do rebordo alveolar e as relações interalveolares entre os rebordos alveolares. Numa outra etapa, o plano oclusal é definido de forma semi-automática e a arcada dentária frontal é definida. Após a determinação destas caraterísticas de desenho, os dentes artificiais são detectados a partir da base de dados e montados automaticamente. O técnico de prótese dentária pode avaliar a estética e a função do conjunto dentário no ecrã do computador e, se necessário, efetuar pequenas correcções.[35]

LASERS EM PRÓTESES PARCIAIS FIXAS

- A utilização de lasers no tratamento dentário é frequentemente adjuvante no fabrico de próteses fixas e, para muitos pacientes, esta pode ser a sua primeira experiência com tais dispositivos. Embora uma explicação sobre a utilização e os benefícios do tratamento com laser aumente frequentemente a apreciação do paciente sobre o padrão de cuidados que está a ser prestado, é necessário ter cuidado para não criar expectativas que sejam difíceis de satisfazer. Um dos elementos essenciais para o sucesso da prótese fixa é o cuidado e a precisão das fases de tratamento dos componentes, e o laser pode muitas vezes provocar danos colaterais mínimos nos tecidos, se se considerar devidamente a utilização de uma energia laser mínima com o comprimento de onda correto.
- O aspeto final do planeamento do tratamento consiste em evitar qualquer pretensão ou expetativa que seja inatingível. Por exemplo, a utilização de um laser de comprimento de onda de infravermelhos próximos, como um laser de díodo ou Nd: YAG, para efetuar uma frenectomia com tecido alvo muito fibroso pode exigir tanta energia incidente que o risco de danos no periósteo ou no osso é elevado. Nesse caso, pode ser prudente utilizar primeiro um bisturi para cortar a banda fibrosa e depois concluir o procedimento com um laser. Na prática quotidiana, as necessidades clínicas dos doentes são variadas e imprevisíveis. Essencial para o funcionamento de um consultório bem sucedido é o reconhecimento da capacidade e habilidade do dentista para satisfazer as expectativas do doente. Cada preparação tornou-se única devido às exigências clínicas individuais. Não menos importante é a exigência de gestão de tecidos moles, desde o desejo de remover crescimentos hiperplásticos que escondem a linha de chegada e o desejo de retração gengival previsível até à ressecção electiva de tecidos moles como parte de um procedimento cosmético complexo. A utilização correta do comprimento de onda do laser como adjuvante dos procedimentos de restauração protética pode aumentar a previsibilidade, a precisão e a rapidez da gestão de casos.[36]

RETRACÇÃO DO TECIDO GENGIVAL

- A aplicação de lasers no tecido gengival foi possível sobretudo graças à utilização de fibras ópticas flexíveis (320-400 microns para aplicações protéticas) que garantem uma elevada precisão da ação do laser ao nível do sulco crevicular. O condicionamento do sulco com laser é um método inovador no processo de restauração com uma prótese fixa e o interesse crescente dos operadores pelas suas propriedades atraumáticas tornou possível o seu desenvolvimento.

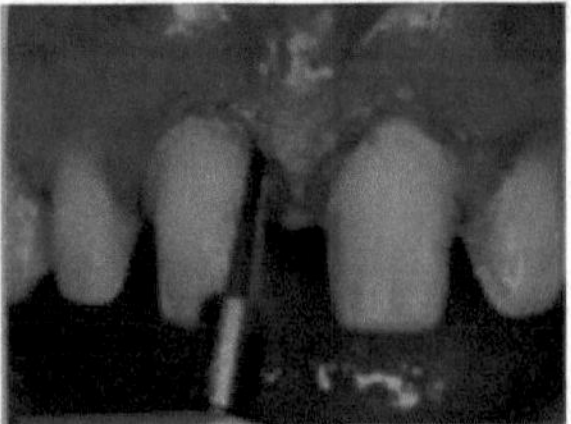

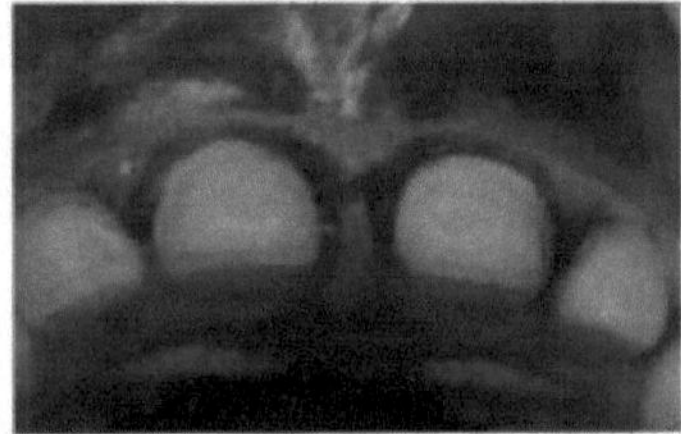

Preparação do tecido com laser Vista oclusal após utilização da ponta de período

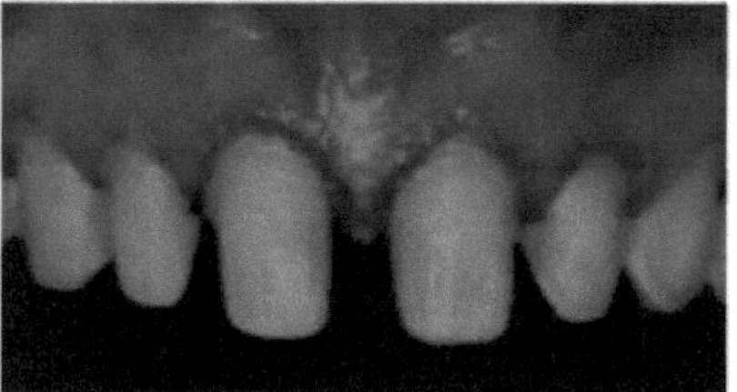

Vista bucal após a preparação

- O tipo de laser utilizado num estudo realizado por Gherlone et al em 2004 foi um laser semicondutor ou de díodo com um comprimento de onda de 980 nm e um laser de estado sólido, o Nd:YAG com fibras ópticas de diâmetro 320-400^m. A fibra ótica foi inserida no interior do sulco crevicular até à profundidade de 1-1,5 mm, e foi efectuado um movimento circular em torno do eixo dentário durante 15-20 segundos. De seguida, foi feita uma impressão. Os resultados mostraram que foram observadas menos recessões nos grupos de laser quando comparados com os grupos de técnica convencional, mas não houve diferença entre as duas técnicas de laser. No estudo, as técnicas a laser foram capazes de condicionar corretamente o sulco crevicular, tanto em termos de dilatação horizontal como vertical (mais facilmente obtida com o laser de díodo do que com o laser de Nd: YAG), produzindo uma leitura correta da linha final do preparo.
- A vantagem da utilização de técnicas laser é o efeito menos agressivo sobre os tecidos periodontais. Além disso, a anestesia do plexo por infiltração nem sempre foi necessária, o tempo de tratamento foi menor e foi possível obter hemostasia em pacientes com tendência a exsudação hemática utilizando o laser de díodo.
- As principais desvantagens consistem essencialmente numa abertura horizontal mais pequena do sulco verificada com o laser Nd: YAG (tendência para arrancar material para além da linha de acabamento, se existirem cortes naturais) e em custos de funcionamento elevados.[37]

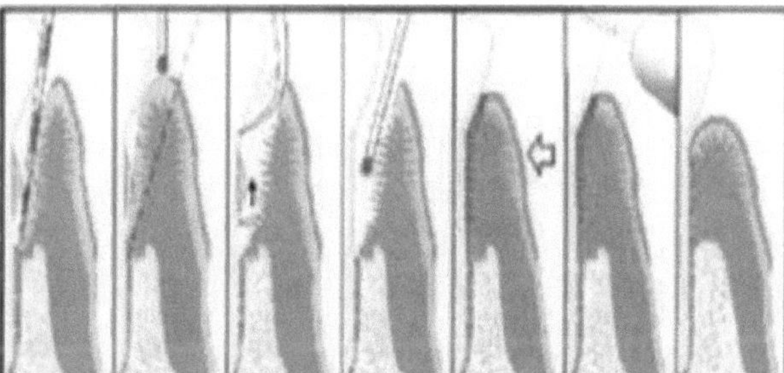

Retração dos tecidos em processo

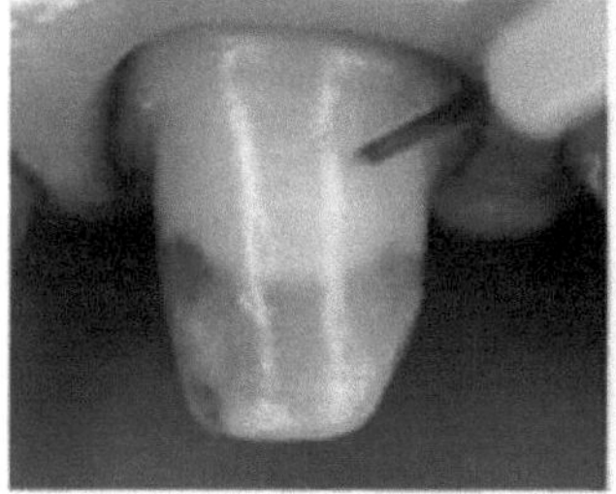

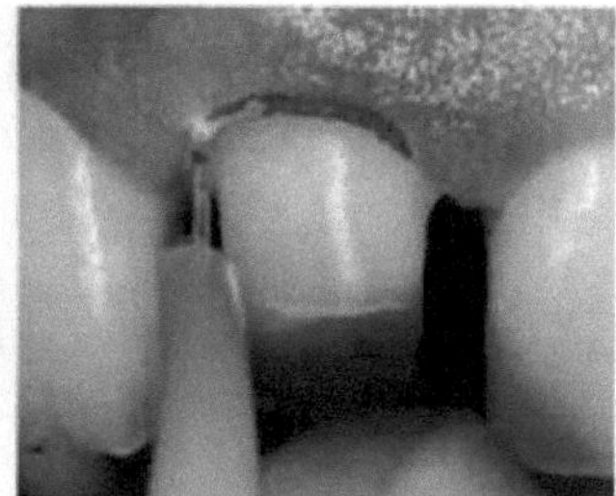

Laser em utilização para retração gengival

• A energia **do laser de árgon** tem um pico de absorção na hemoglobina, permitindo assim uma excelente hemostase e uma coagulação e vaporização eficientes dos tecidos orais. Estas caraterísticas são benéficas para a retração e hemostase do tecido gengival na preparação para uma moldagem durante um procedimento de coroa e ponte (Kutsch, 1993).[21]

• Com uma fibra de 30)0)Lim, e um ajuste de potência de 1,0 watt, fornecimento de onda contínua, a fibra é inserida no sulco em contacto com o tecido. Num movimento de varrimento, a fibra é movida à volta do dente. É importante que a ponta da fibra entre em contacto com os vasos sangrantes. Fornecer sucção ao campo; a maioria dos clínicos seleciona o spray de água. Esta técnica, que fornecerá uma densidade de potência de 1.400watts/cm^2 na ponta e criará temperaturas de tecido de 900C a 1000C, coagulará os pequenos vasos sangrantes e removerá o epitélio sulcular, permitindo uma impressão limpa.

A variação desta técnica inclui fibras de diferentes tamanhos e definições de energia, com ou sem o jato de água. A água lava o campo de sangue e permite uma boa exposição dos vasos abertos. A água também enxagua o epitélio coagulado do local e ajuda a manter a ponta da fibra limpa, além de resfriar o tecido e reduzir o dano térmico lateral. Alguns médicos utilizam o laser de árgon apenas para a hemostase e fazem a retração com o fio de retração. Esta técnica funciona muito bem e o fio de moldagem só precisa de permanecer embalado durante 3 a 4 minutos antes de efetuar a moldagem final. O laser de árgon pode ser utilizado nesta altura para o alongamento da coroa através de gengivectomia ou gengivoplastia para expor mais as margens da coroa.

A utilização contemporânea de cordões de retração na determinação das margens de acabamento dos preparos de coroa, embora demorada, está muitas vezes associada a uma quantidade de força inadequada, resultando em hemorragia crevicular e retração do tecido marginal. A fibra de 320pm e, especialmente, a fibra de 200^m utilizada nos comprimentos de onda de **díodo e Nd: YAG** permite a aplicação de níveis de potência subablativos para abrir o sulco gengival (100mJ/10 impulsos por segundo) e níveis de potência para coagular os pontos de hemorragia (150mJ/10 ou 20 impulsos por segundo). Nesta altura, a impressão pode ser feita para registar detalhes marginais suficientes para o técnico estabelecer a linha de acabamento correta para cada coroa.[25,37]

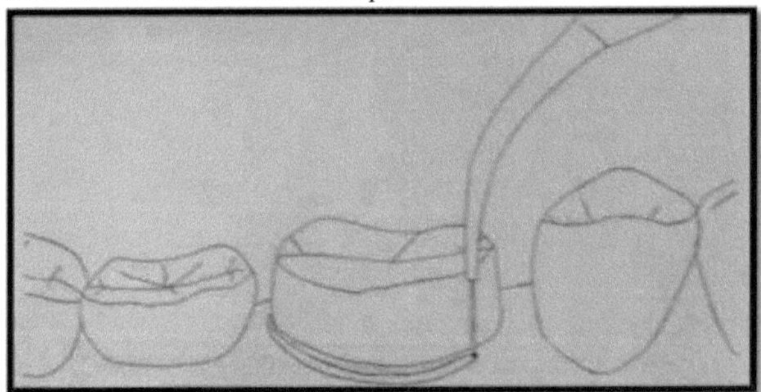

Fibra ótica no sulco gengival

Protocolo para porcelanas de última geração:

Curetagem a laser de terapia laser de alta intensidade (HILT) no sulco gengival antes da preparação dentária:

A curetagem a laser no sulco gengival com o laser Nd: YAG (1064nm) foi aprovada pela administração de alimentos e medicamentos, uma vez que o tecido gengival deve estar em muito boas condições antes de se iniciarem os preparativos para a cavidade.

Curetagem a laser de terapia laser de alta intensidade (HILT) no sulco gengival antes do procedimento de moldagem:

É frequente haver tecido gengival altamente inflamado antes do procedimento de moldagem, e a curetagem a laser tem de ser repetida com a intenção de efetuar o procedimento de moldagem na semana seguinte em condições ideais, sem exsudação inflamatória ou hemorragia gengival à volta dos preparos cavitários.

Condicionamento dentário com terapia laser de baixa intensidade (LILT) após preparação dentária em dentes vitalizados:

- Sempre que se efectua uma preparação cavitária, a irritação e inflamação pulpar podem ser provocadas pela agressão do corte dos prolongamentos odontoblásticos que partem da polpa e se estendem até à dentina. Para além do corte pode também haver um aumento de temperatura que é transmitido à polpa e que, não deve ultrapassar os 5,20 C, pois já provoca inflamação pulpar.
- Para este fim, o LILT, com a sua ação anti-inflamatória e bioestimulante, pode ser um tratamento adjuvante muito importante para um melhor período pós-operatório após a preparação do dente, com menos dor devido ao trauma pulpar. O LILT é utilizado na direção dos túbulos dentinários em contacto com a estrutura do dente, percorrendo toda a preparação da cavidade e requerendo uma média de 3-5 minutos por dente preparado. São utilizados lasers AsGaAl de baixa potência, e este procedimento pode ser repetido sempre que as coroas acrílicas provisórias são removidas durante o processo de realização do trabalho definitivo, como coroas de porcelana, por exemplo.
- Frequentemente, os lasers de alta potência Nd: YAG (1064 nm), Er: YAG (2,94^m), de díodo de alta potência (980nm) e ErCr:YSGG (2,79^m) podem ser utilizados em modo não focado, funcionando como lasers de baixa potência a densidades de potência muito baixas.

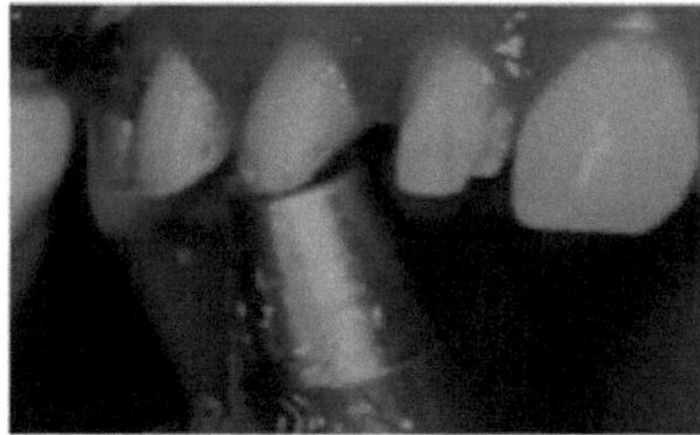

Terapia laser de baixa intensidade após preparação dos dentes

Condicionamento dos tecidos gengivais com terapia laser de baixa intensidade (LILT) após restauração temporária de resina

- Existe sempre um trauma do preparo cavitário no tecido periodontal e a gengiva apresenta inflamação. Algumas sessões de LILT são efectuadas na gengiva que rodeia a preparação da cavidade para reduzir ou eliminar a inflamação. Um laser de díodo Ga-As (904nm) a 3 J/cm^2 pode estimular a proliferação de fibroblastos. Isto é importante para melhorar a cicatrização de feridas

Condicionamento dos tecidos gengivais com terapia laser de baixa intensidade (LILT)

- O benefício desejado do condicionamento do tecido gengival não pode ser obtido numa única aplicação de LILT no tecido gengival. Devem ser efectuadas, pelo menos, 5-6 sessões.
- É necessário ter o cuidado de ter uma gengiva saudável a rodear o preparo dentário, de modo a proporcionar uma retração pós-operatória do tecido gengival, com exposição da extremidade cervical do preparo. Isto comprometeria completamente a boa estética obtida com a última geração de porcelanas.

Descontaminação/preparação para terapia laser de alta intensidade (HILT) antes da cimentação definitiva das coroas de porcelana

- As coroas provisórias de resina são cimentadas com cimento provisório até que a restauração definitiva seja fabricada. Podem ser submetidas a contracções e expansões de temperatura e, por conseguinte, pode haver fugas e contaminação das cavidades preparadas. Para matar as bactérias, o laser Er: YAG é utilizado como último passo, sem perda de resistência de união. A redução microbiana da dentina da cavidade preparada e a força de ligação da porcelana à estrutura do dente são de extrema importância para alcançar um resultado estético. Num futuro próximo, mais investigação poderá provar que outros lasers - como o Er, Cr: YSGG e Ho: YAG- podem ser eficazes para esta indicação.

Curetagem laser de terapia laser de alta intensidade (HILT) no sulco gengival de 36 em 36 meses após a cimentação final das coroas de porcelana e facetas laminadas

- O paciente deve estar extremamente motivado para manter a saúde gengival e todos os métodos como o fio dentário, escovas normais, etc. devem ser explicados ao paciente com o objetivo de o motivar a manter o resultado estético alcançado durante muitos anos. A terapia laser de alta potência (HILT) pode ser utilizada sempre que for considerada necessária para manter uma boa estética.

Terapia laser de baixa intensidade (LILT) condicionamento dos tecidos gengivais no acompanhamento Sempre que o paciente vem para um exame de acompanhamento, o laser de baixa potência deve

- O laser de diodo GaAlAs inibiu significativamente a produção de prostaglandinas, o que pode ser um benefício terapêutico contra o agravamento da gengivite e da periodontite por infeção bacteriana. O laser de díodo GaAlAs inibiu significativamente a produção de prostaglandinas, o que pode ser um benefício terapêutico contra o agravamento da gengivite e da periodontite por infeção bacteriana.[38]

ALONGAMENTO DA COROA

- Os lasers podem ser utilizados de forma muito eficaz para o alongamento de coroas devido ao excesso de tecido mole ou a um problema de erupção passiva, causando assim problemas na preparação dos dentes durante os procedimentos de prótese parcial fixa. Quando os pacientes têm coroas clínicas que parecem demasiado curtas ou quando têm uma linha gengival irregular que produz um sorriso irregular, o tecido excessivo pode ser fácil e rapidamente removido sem necessidade de incisão com lâmina. No laser **de CO2**, a potência definida é normalmente de 3 a 6 watts de potência indicada com um feixe que se move de um modo focado para um modo desfocado, conforme necessário. Para proteger a estrutura dentária subjacente, é utilizada uma espátula de cera nº 7 no sulco. À medida que o laser continua, a espátula move-se em conjunto com o laser. Em primeiro lugar, sonda-se a área para determinar a posição da junção cemento-esmalte em relação à crista do tecido. Se esta distância for curta, existe uma boa probabilidade de a coroa clínica e a coroa anatómica serem aproximadamente as mesmas. Portanto, quando a situação surge, deve ser efectuado um alongamento convencional da coroa para assegurar que a largura biológica não é violada.[23,39,40]

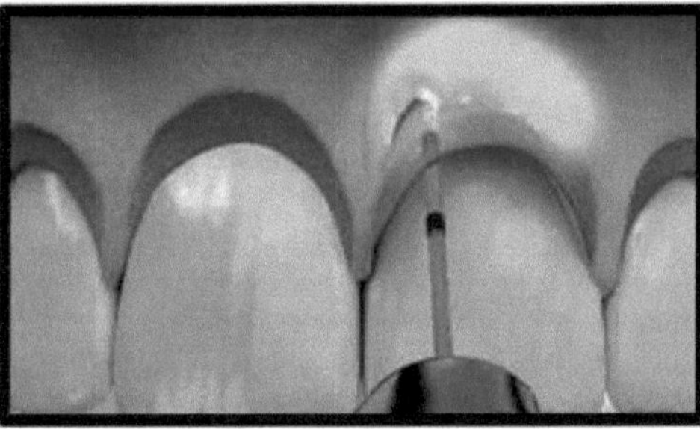

Laser utilizado para procedimentos de alongamento de coroas

- O laser **de argônio** também pode ser usado para realizar o alongamento da coroa com ressecção óssea para estabelecer a largura biológica que absorve a hemoglobina, produzindo excelente hemostasia. O retalho gengival é levantado e o laser de árgon de 515,4 nm com uma fibra 3OOμ, juntamente com água e spray de ar e evacuação de alta velocidade, é usado a 1,25 W de potência com a duração do pulso de 0,25 segundo, intervalo de pulso de 0,10 segundo. A fibra é mantida em contacto com o tecido e são colocadas três suturas interproximais para fixar o retalho. A ponta da fibra laser é então puxada para trás 2m para coagulação e 1 minuto de soldadura do tecido.

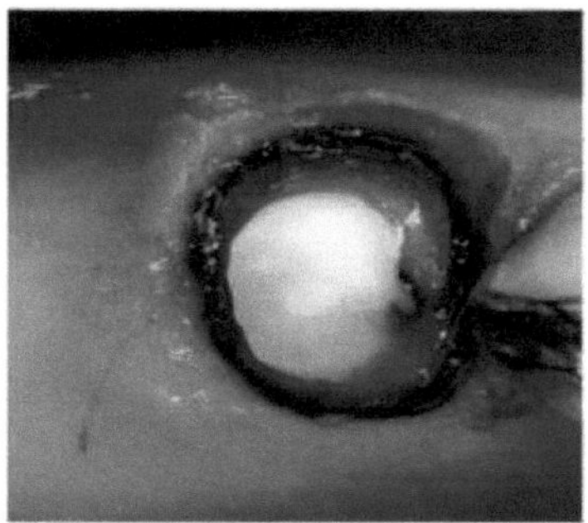

Vista pós-operatória do alongamento da coroa

PROCEDIMENTO ELECTIVO PARA ESTABELECER UMA MAIOR COROA CLÍNICA COMPRIMENTO ANTES DA COLOCAÇÃO DA COROA

- O paciente apresentava-se insatisfeito com os dentes anteriores superiores devido a uma fraca proporcionalidade e coloração intrínseca. Para disfarçar o problema foi feita uma tentativa através da colocação direta de resina composta, tendo sido considerado adequado apresentar uma opção de tratamento mais elaborada através de coroas de facetas completas. Considerou-se adequado elevar as margens gengivais dos dentes para complementar a linha da gengiva e suavizar o perfil de emergência. Pelo menos 1 mm do tecido deve ser mantido e não deve ser feita nenhuma tentativa de comprometer o nível de fixação. Após a infiltração de anestesia local, o procedimento de gengivoplastia foi efectuado utilizando o seguinte parâmetro **de laser Nd: YAG**:
- Comprimento de onda: 1064nm Diâmetro do feixe: 320pm
- Modo de emissão: pulso de funcionamento livre (150 ms)Entrega: Contacto de fibra de quartzo
- Energia por impulso: 100mJTaxa de impulso: 20 Hz Potência média: 2,0W
- Tempo de exposição: 45 segundos por local
- A utilização do laser Nd: YAG foi considerada adequada, tendo em conta a natureza dos tecidos moles pigmentados e a ausência comparativa de depósitos de carbono em cada local do dente, indicando que os parâmetros de potência escolhidos eram corretos para este procedimento. A preparação para as coroas foi efectuada para cada tecido e colocada 1 semana mais tarde.[36, 40]

GESTÃO DE TECIDOS MOLES ADJUNTA À COLOCAÇÃO DE COROAS:

- Um caso ilustra o tratamento e a precisão do tratamento com laser de díodo de 810 nm e Nd: YAG na remoção de crescimento gengival em relação a uma margem projectada para uma coroa de faceta completa. Neste caso, a fratura coronal ocorreu com uma restauração indireta existente, a pequena mas intrusiva quantidade de tecido mole relativamente ao aspeto mesial da face da raiz irá comprometer a gestão e a precisão do registo de

a nova margem proposta para o preparo da coroa recuada. A incursão de tecido mole representa problemas significativos para a temporização e para a substituição protética final do tecido perdido.

- Os parâmetros de funcionamento do laser são:

Parâmetros	Laser de díodo	Laser Nd: YAG
Comprimento de onda:	810 nm	1064 nm
Diâmetro do feixe:	320 horas	320 horas
Modo de emissão:	onda contínua	funcionamento livre pulsado
Entrega:	contacto de fibra de quartzo	contacto de fibra de quartzo
Potência média:	1.5W	2 W

Tempo de exposição:	30 segundos	45 segundos por sítio

- Após a aplicação da anestesia, os níveis de potência foram mantidos a um nível mínimo para salvaguardar a dor e os danos colaterais. Foi colocada uma coroa provisória e o aspeto após 1 semana previa uma consolidação precisa da nova margem gengival, relativamente à restauração coronal. Nesta fase, foi efectuada a preparação final e as impressões foram feitas, sendo a coroa final colocada uma semana depois.[36,40]

A utilização de um laser Nd: YAG na definição do perfil de emergência do pilar e do espaço do pôntico numa prótese fixa combinada dente natural/implante:

- O potencial de danos diretos nas superfícies dos implantes com o comprimento de onda de 1064 nm demonstrou ser maior em comparação com outros comprimentos de onda normalmente utilizados. Assim, é importante minimizar a transferência de calor para o implante metálico e aceder radiograficamente à relação entre o alvéolo do pôntico e o perfil clinicamente evidente do tecido mole sobrejacente. A gestão deste último aspeto exige a correção dos níveis de potência do feixe de laser, enquanto o primeiro permite uma utilização inovadora de coifas em acrílico para isolar o implante e os elementos trans-mucosos da exposição direta ao laser. O caso ilustra a utilização do laser Nd:YAG de 1064 nm na gestão do tecido gengival, de modo a corrigir falhas funcionais e estéticas do complexo dentário envolvendo a utilização de dentes naturais e pilares de implantes. Após a exposição dos dois implantes na região anterior da mandíbula, foram confeccionados dois copings em acrílico para sobrepor ligeiramente o perímetro do análogo do implante. Esta relação foi confinada na boca pela compressão da margem gengival. O pôntico foi considerado convexo e a espessura do tecido permitiu uma redução e achatamento desta área para facilitar a higiene pós-tratamento. Utilizando a fibra de quartzo em modo de contacto, foi criado o contorno do tecido a remover e, mantendo a fibra paralela ao tecido subjacente, o excesso foi removido por tração suave. As coifas de ouro transitórias proporcionaram proteção aos dentes tratados endodonticamente durante a osteointegração dos implantes; como tal, considerou-se relevante a ocorrência de danos acidentais por calor na coifa ou no dente. Com as coifas de ouro e de acrílico colocadas, o laser foi utilizado para excisar o excesso de tecido gengival marginal, de modo a deixar uma bainha que permitisse uma higiene fácil. Os parâmetros do laser Nd: YAG de 1064 nm são os seguintes:

- Entrega: contacto de fibra de quartzoDiâmetro do feixe: 320цт
- Largura do impulso: 150 microssegundosPilares de implantes;
- Energia: 150mJ Frequência de impulsos: 20 Hz
- Potência média: 3,0 W Tempo de exposição: 45 segundos por localEnergia: 100 mJ por impulso Frequência de impulso: 20 Hz
- Potência média: 2,0 WETempo de exposição: 45 segundos

Após o tratamento a laser, as tampas de cicatrização e as restaurações provisórias foram colocadas, os moldes foram feitos ao fim de uma semana e os pilares definitivos foram construídos e colocados.[36,40]

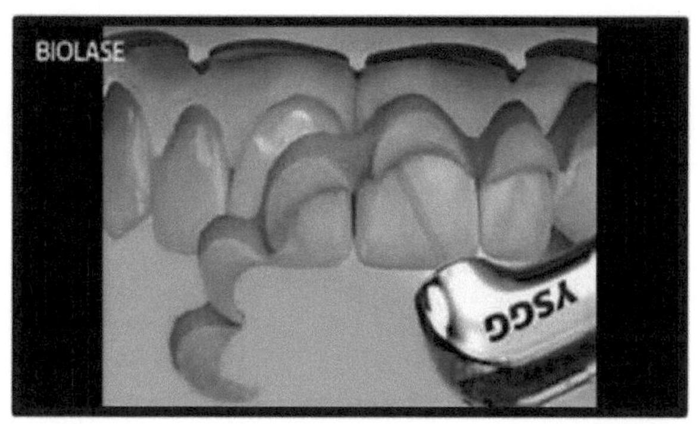
BIOLASE
YSGG

CAPÍTULO 4

LASERS E IMPLANTOLOGIA DENTÁRIA

Todas as práticas de restauração avançadas utilizam a implantologia. Deve ser escolhido um implante que se integre no tecido biológico e que tenha fixações perimucosas que possam atravessar o tecido mole e simular uma saúde periodontal quase ideal. Todos os implantes dentários têm de atravessar a submucosa e o escamo-pitélio estratificado de cobertura para a cavidade oral. Misch considera que este é o elo fraco entre o encaixe protético e o suporte ósseo previsto do implante. Normalmente, esta é a zona onde começa a rutura inicial do tecido que pode resultar em necrose do tecido e destruição do implante. O epitélio gengival ou o selamento biológico torna-se um fator importante na longevidade do implante. O selamento deve ser suficientemente eficaz para impedir a entrada de placa bacteriana, toxinas, detritos orais e outras substâncias deletérias. 41,43

UTILIZAÇÃO DA TECNOLOGIA LASER NA IMPLANTOLOGIA DENTÁRIA

As vantagens da utilização do laser na implantologia dentária são as mesmas que para qualquer outro procedimento dentário em tecidos moles. Estas vantagens incluem o aumento da hemostase, danos mínimos nos tecidos circundantes, redução do inchaço, redução da infeção e redução da dor no pós-operatório. Devido à hemostase proporcionada pelos lasers, existe uma vantagem significativa de uma melhor visibilidade durante a cirurgia. A crescente popularidade da família de lasers de érbio, com a sua capacidade de ablação de tecidos duros, aumentou o potencial da sua utilização para osteotomia e descontaminação de corpos de implantes infectados e doentes.

A UTILIZAÇÃO DO LASER TEM IMPACTO NO SUCESSO OU INSUCESSO DO IMPLANTE

Cada comprimento de onda específico tem as suas próprias caraterísticas de absorção. O Nd: YAG tem sido um comprimento de onda muito utilizado na cirurgia de segunda fase de tecidos moles, mas alguns investigadores contra-indicam a sua utilização. Walsh (1992) e Block et al (1992) estudaram os efeitos deste comprimento de onda laser nos implantes. As questões específicas que foram estudadas foram a transmissão de calor para o osso a partir da superfície aquecida do implante, os efeitos deste comprimento de onda na superfície metálica, o potencial para pitting e fusão, e a porosidade da superfície do implante.

A energia do laser de CO_2 é reflectida para longe da superfície metálica e, por conseguinte, o facto de os implantes não absorverem a energia é a principal vantagem deste comprimento de onda. A utilização do comprimento de onda de CO_2 minimiza o risco de danos nos tecidos induzidos pela temperatura como resultado do laser na superfície do implante. É geralmente aceite que o limiar para as células ósseas permanecerem viáveis é um aumento de temperatura de 370C para 470C. Um artigo de Mouhyi et al (1999) demonstrou que um laser de CO_2 sobre uma superfície de implante húmida em modo pulsado a 8 watts (duração do impulso de 10 milissegundos, 20 Hz durante 5 segundos) induziu um aumento de temperatura inferior a 30°C, bem dentro da margem de segurança de 100°C entre 370°C e 470°C. As propriedades hemostáticas do CO_2 são excelentes, o que constitui uma enorme vantagem para a sua utilização em tecidos moles. O facto de a energia do laser de CO_2 não alterar a superfície do implante, uma vez que é reflectida, é também uma vantagem.

A família de lasers Erbium é semelhante ao comprimento de onda do CO_2 em alguns aspectos. A profundidade de penetração nos tecidos moles é mínima e a reflexão afasta-se da superfície do implante. Os lasers de érbio não têm uma capacidade hemostática significativa como o CO2 ou o Nd: YAG. Utilizando o laser Er: YAG com pontas de pequeno diâmetro e repetições de impulsos de 8 a 10 Hz sem pulverização de água, é possível efetuar a ablação da mucosa sem hemorragia. Todos os tipos de lasers podem ser utilizados para excisar ou vaporizar os tecidos periodontais, conforme necessário, para expor os implantes dentários. Uma vantagem da utilização de lasers em implantologia é o facto de as impressões poderem ser obtidas imediatamente após a cirurgia de segunda fase, uma vez que existe pouca contaminação de sangue no campo devido ao efeito hemostático dos lasers. A contração dos tecidos após a cirurgia a laser é mínima, o que garante que as margens dos tecidos permanecerão ao mesmo nível após a cicatrização e imediatamente após a cirurgia. Para além disso, a utilização do laser pode eliminar o trauma no tecido da reflexão do retalho e da colocação da sutura.

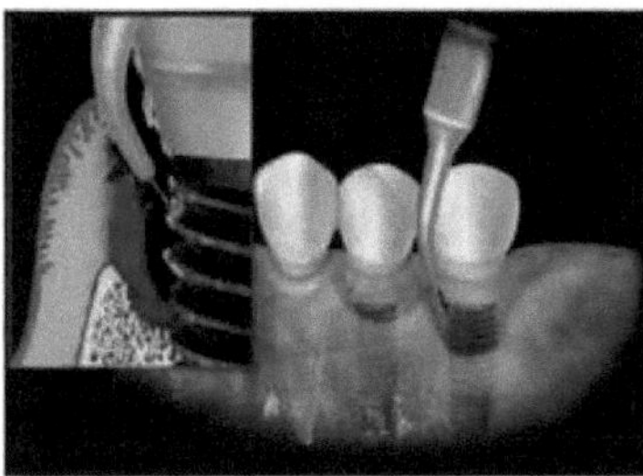

A IMPORTÂNCIA, A CURTO E A LONGO PRAZO, DA UTILIZAÇÃO DO LASER EM IMPLANTOLOGIA

Durante a terapia com laser, existe também a possibilidade de obliteração da gengiva aderente se a tecnologia for utilizada em excesso. É importante manter e preservar a gengiva aderida à volta dos implantes sempre que possível. Esta prática é especialmente verdadeira nos pacientes parcialmente desdentados, onde as mesmas bactérias residem no sulco do implante e nos sulcos dos dentes naturais. Os floras são diferentes nos pacientes totalmente desdentados, nos quais não existe sulco, e nos que estão à volta dos implantes. Embora exista uma ligação hemidesmossómica à volta do pilar do implante para criar uma vedação biológica, a gengiva aderente serve de barreira à exposição do corpo do implante devido à recessão ao longo do tempo, tal como à volta dos dentes naturais. Se a gengiva aderente for violada durante o procedimento da segunda fase, pode ser necessário um enxerto ou um procedimento de reposicionamento de tecido mole para restaurar o tecido queratinizado à volta do pilar do implante.[41]

OS POTENCIAIS BENEFÍCIOS DA UTILIZAÇÃO DE LASERS PARA REPARAR IMPLANTES COM PROBLEMAS

Uma das utilizações mais interessantes dos lasers na implantologia dentária é a possibilidade de recuperar implantes doentes através da descontaminação das suas superfícies com energia laser.

O laser de díodo foi utilizado num estudo realizado por Bach et al (2000), que constatou uma melhoria significativa ao integrar a descontaminação por laser no protocolo de tratamento aprovado. Dortbudak et al (2001) verificaram que a utilização de uma terapia laser de baixo nível com um laser de díodo suave (690nm) durante 60 segundos após a colocação de azul de toluidina O durante 1 minuto na superfície contaminada reduziu as contagens de bactérias num mínimo de 92%. Esta redução foi significativa mas não completa e, por isso, o mesmo grupo foi estudado utilizando o comprimento de onda de 905 nm em todos os tipos de superfícies de implantes (ou seja, maquinadas, pulverizadas por plasma, gravadas e revestidas com hidroxiapatite). Os seus dados sobre várias superfícies de implantes sugerem que a fotossensibilização letal, através da utilização de azul de toluidina O para sensibilizar a membrana celular à luz laser, pode ter potencial no tratamento da peri-implantite.

Os lasers de CO2 têm sido bem sucedidos na descontaminação de superfícies de implantes. Kato et al, em 1998, descobriram que a irradiação com um feixe expandido pode ser útil na remoção de contaminantes bacterianos das superfícies dos implantes. Mouhyi et al, em 2000, descobriram que uma combinação de ácido cítrico, peróxido de hidrogénio e irradiação com laser de CO2 parece ser eficaz para limpar e restabelecer a estrutura de óxido ou superfícies de titânio contaminadas. A superfície de óxido de titânio, altamente biocompatível, é resistente à corrosão, o que contribui significativamente para a resistência da interface osso-implante durante a osseointegração. 4[23,1,42]

O laser Er: YAG também foi proposto para a descontaminação da superfície de implantes dentários. Schwarz et al., em 2003, afirmaram que este comprimento de onda do laser foi considerado eficaz na remoção de cálculos subgengivais de implantes de titânio sem causar danos térmicos. Mesmo com baixas densidades de energia, o laser Er: YAG tem um elevado potencial bactericida na superfície comum dos implantes, não tendo sido detectadas alterações morfológicas na superfície dos implantes.[41,42]

O **laser Nd: YAG** não esterilizou os implantes dentários de titânio revestidos a plasma ou a hidroxiapatite revestida a plasma. Além disso, provoca fusão, perda de porosidade e outras alterações da superfície.[41,42]

Kreisler et al, em 2002, efectuaram um estudo sobre vários comprimentos de onda, incluindo **Nd: YAG, Ho: YAG, Er: YAG, CO2 e Arseneto de Gálio-Alumínio** para a descontaminação da superfície de implantes. Concluíram que os lasers **Nd: YAG** e **Ho: YAG** não são adequados para a descontaminação de superfícies de implantes dentários em qualquer potência. Com **Er: YAG e CO2**, a potência de saída deve ser limitada para evitar danos na superfície. O laser **de arseneto de gálio e alumínio** parece não causar quaisquer alterações na superfície.[41]

SITUAÇÕES CLÍNICAS EM QUE A UTILIZAÇÃO DE UM LASER É A MELHOR ESCOLHA

Um paciente com potenciais problemas de hemorragia pode ser tratado com um laser para proporcionar uma cirurgia essencial sem sangue no osso. Esta prática pode ser particularmente útil na colocação de mini-implantes. Utilizando a técnica preconizada por Balkin et al. em 2001, poderia ser efectuada uma pequena abertura nos tecidos moles e aproximadamente 3 mm no osso. Estes mini-implantes, com 1,8 mm de diâmetro e uma rosca auto-roscante, podem ser rodados lentamente e avançar automaticamente para o osso esponjoso mole. Embora exista pouca preocupação na literatura sobre a possível contaminação do local da osteotomia pela utilização de brocas na cavidade oral, existe um benefício potencial do laser esterilizar o osso à medida que penetra e cria um local de osteotomia. A prótese é estabilizada utilizando as cabeças esféricas em "O" que vêm nestes implantes. Foi proposto por alguns clínicos que utilizam lasers que é possível criar todo o local da osteotomia para implantes de tamanho convencional.

IMPACTO DA UTILIZAÇÃO DO LASER NAS PRÓTESES QUE SÃO FABRICADAS PARA RESTAURAÇÕES COM IMPLANTES

Uma das caraterísticas da técnica de integração Osseo é um ajuste passivo da prótese nos implantes. Foi proposto que uma das formas de obter uma verdadeira adaptação passiva é através da eliminação da técnica de moldagem. A expansão e contração durante a moldagem pode levar a um ajuste não passivo da prótese sobre implantes quando colocada sobre vários implantes. Para esse fim, a proposta de soldadura a laser de componentes de titânio tem sido defendida e utilizada com algum sucesso misto. Iglesia e Moreno, em 2001, afirmaram que o objetivo da utilização de uma técnica de soldadura a laser Nd: YAG é permitir a utilização do titânio como o material mais adequado. Concluíram que, utilizando pilares maquinados de alta precisão e barras de titânio para ligar os pilares com uma máquina de soldadura a laser, foi conseguido um ajuste passivo. Bergendal e Palmqvist, em 1995, verificaram que havia uma tendência para mais fracturas dos dentes artificiais e da resina acrílica no grupo da estrutura soldada em titânio. Acreditavam também que um dos problemas era a curva de aprendizagem dos técnicos e que, à medida que a familiaridade com o procedimento aumentava, as taxas de sucesso melhoravam. Em 2003, Jemt et al concluíram que, à exceção de uma ligeira tendência para pequenas lascas nas facetas de porcelana, as estruturas de titânio soldadas a laser apresentavam um desempenho clínico global semelhante ao das estruturas fundidas convencionais em situações de próteses parciais fixas suportadas por implantes, após 5 anos. Reidy et al, em 1997, concluíram que a estrutura soldada a laser apresentava um ajuste mais preciso do que a moldagem de uma peça. Em 1999, um estudo realizado por Otorpe et al concluiu que as estruturas fundidas tinham uma taxa de sucesso global mais elevada, mas os resultados do tratamento com estruturas de titânio estavam em conformidade com os resultados do grupo de controlo. A sua avaliação foi que as estruturas soldadas a laser

eram uma alternativa viável na mandíbula desdentada.[41]

TÉCNICAS:

Foi apresentado um caso com a segunda fase de descoberta e retração de tecido para a restauração do segundo incisivo central direito do maxilar. Um implante totalmente integrado foi substituído pelo dente e deixado a cicatrizar durante 6 meses. Foi obtida anestesia local e foi utilizado um laser de CO2 de

5W, onda contínua. O tecido mole sobrejacente foi removido e foi colocado um pilar de cicatrização. O paciente regressou após 12 dias, o tecido mole tinha cicatrizado bem e a restauração final foi concluída pouco tempo depois.

Para abrir o implante, é utilizado um laser **Ho: YAG** com um ligeiro jato de água com os parâmetros de 2W e 10 Hz. Tem-se o cuidado de apontar o feixe apenas para o tecido mole e de evitar atingir o implante. O paciente é chamado de novo ao fim de 2 meses e o pilar é colocado no suporte, sendo a coroa fabricada de acordo com os desejos do paciente.[41,42]

Num caso em que estão planeados dois implantes dentários unitários, é fabricado um stent cirúrgico para orientação na preparação do tecido gengival e ósseo. É obtida anestesia local e é utilizado um **laser Er: YAG** (comprimento de onda de emissão de 2940nm) com um jato de água. Os parâmetros do laser são 350mJ, 10 impulsos por segundo e uma duração de impulso de 400 microssegundos. Uma ponta de 800pm de diâmetro é colocada através do orifício de alinhamento no stent para ablacionar o tecido mole acima da área onde os implantes seriam colocados. A ponta é comutada para um diâmetro de 200 ppm para colocar um orifício piloto no osso para as brocas de implante convencionais. O stent é removido, revelando as preparações acabadas com a remoção precisa de tecido mole que é a marca da interação laser-tecido.[42,43]

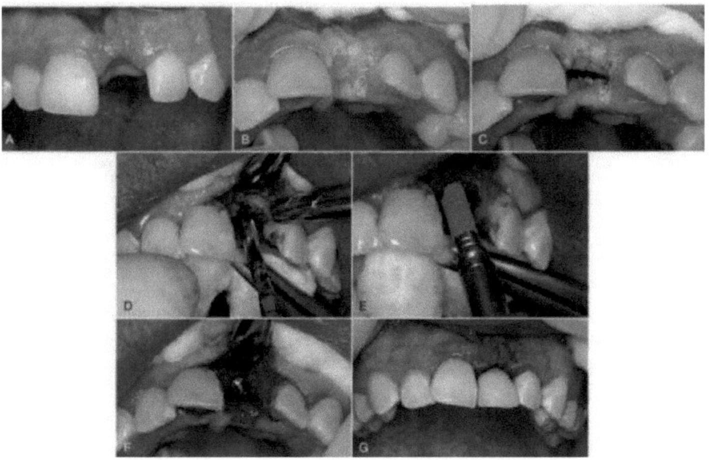

A, Fotografia pré-operatória do local do implante para substituição do incisivo central superior esquerdo. **B**, Local cirúrgico descontaminado com um laser de CO_2 ultrarrápido. **C**, Incisão médio-crestal com o laser. **D**, O retalho é elevado e o local da osteotomia está a ser preparado. Note-se a excelente visualização do local da cirurgia, sem hemorragia que obscureça a visão do cirurgião. **E**, Implante a ser colocado no local da osteotomia. **F**, Colocação do implante concluída. **G**, Temporização imediata do implante com pilar e coroa provisória, e reaproximação do tecido com duas suturas simples.

Se o caso apresentar uma inflamação à volta de um acessório já integrado na Osseo, é efectuada uma pequena incisão cirúrgica e o tecido de granulação está presente à volta do implante. É utilizado um laser de díodo de 980 nm com uma solução de irrigação de soro fisiológico estéril que flui em torno de uma fibra nua activada de 400 Lim. A definição do modo de pulso é efectuada a 8W, com 0,05 segundos ligado e 0,05 segundos desligado, e o tempo total de exposição é de 2 minutos. A fibra é movida rapidamente em torno do dispositivo metálico para evitar a acumulação de calor e todo o tecido de granulação é removido. A área afetada é limitada a menos de duas roscas polidas completas do implante e não é necessário contornar a crista óssea.[43]

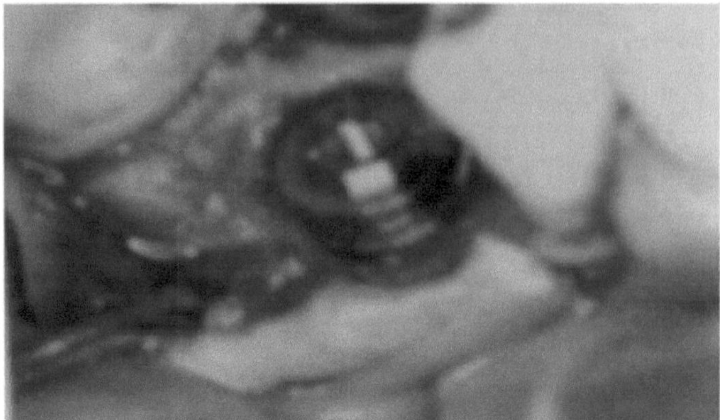

Toda a inflamação foi removida com laser de díodo

Em 2006, Kesler G et al efectuaram um estudo recente sobre a utilização do laser Er: YAG para melhorar a osseointegração de implantes de liga de titânio. No estudo, foi utilizado um laser com uma peça de mão normal e irrigação com água. Foram utilizados os seguintes parâmetros: o tamanho do ponto no tecido foi de 2 mm, a energia por impulso foi de 500-1000 mJ, a duração do impulso foi de 400 ms, a taxa de repetição foi de 10 impulsos por segundo e a densidade de energia foi de 16 - 32 J/cm^2 . Normalmente, eram utilizados 10 a 15 impulsos para perfurar o osso. As cavidades criadas foram ainda alargadas para acomodar os implantes através de uma ligeira translação do feixe em torno da circunferência do defeito ósseo, o que exigiu 5 a 10 impulsos. Foi fabricado um calibre especial em diferentes tamanhos e diâmetros para controlar o tamanho da cavidade preparada. Embora a forma da osteotomia não fosse cilíndrica, com um diâmetro de 2 mm em toda a sua extensão, em todos os casos a largura da cavidade do laser era de 2 mm no seu ponto mais largo, para assegurar que as osteotomias a laser eram comparáveis entre si.[43]

Com base no estudo, concluiu-se que o laser Er:YAG pode ser utilizado clinicamente para a preparação do local do implante com bons resultados de osteointegração e cicatrização óssea, com uma percentagem significativamente elevada de contacto osso-implante, em comparação com os resultados obtidos com os métodos convencionais. A ablação óssea com o laser de Er: YAG pode promover o crescimento de osso novo à volta dos implantes de titânio colocados e a osteointegração pode ocorrer em osteotomias criadas com o laser de Er: YAG. A taxa mais rápida de formação óssea pode permitir uma função mais precoce e uma colocação mais rápida do implante. Assim, os locais de implante preparados com laser desenvolvem uma percentagem significativamente mais elevada de contacto osso-implante em comparação com a preparação óssea convencional.[43,44]

Implante imediato e descontaminação com um laser Nd: YAG:

Uma técnica para a carga imediata de implantes e descontaminação utilizando um laser Nd: YAG foi apresentada por José em 2004. Na sua opinião, a extração e a colocação do implante devem ser realizadas na mesma consulta. Os problemas associados a esta situação prendem-se principalmente com o grau de infeção das peças do implante e dos tecidos adjacentes no caso das exodontias. Em alguns casos, os implantes são contra-indicados devido ao aumento notável do risco de infeção. O tecido ósseo deve, portanto, estar livre de infeção para que se consiga uma perfeita adaptação óssea entre o implante e o osso e, em suma, para garantir o sucesso do implante imediato. Assim, o autor propôs a esterilização do leito do implante utilizando um laser Nd: YAG. As caraterísticas do laser foram:

- Comprimento de onda: 1064 nm
- Afinidade pelas moléculas de hemoglobina
- Emissão de energia pulsada
- Frequência: 10 a 200 Hz
- Duração dos impulsos: 100 a 300 microssegundos
- Eficiência de esterilização: até 1 mm

Os seguintes parâmetros são utilizados para esterilizar o tecido:

Terapia periodontal, remoção de cálculos por ultra-sons e curetagem com um laser Nd: YAG de 1 W e 15 Hz, em quatro ciclos de 120 s, uma semana antes da cirurgia.

Tratamento com antibióticos, 3 vezes por dia, 1 dia antes da cirurgia e durante 7 dias após a cirurgia.

30 minutos antes da cirurgia, são extraídos 20 cm^3 de sangue para preparar o plasma rico em factores de crescimento.

Uma pequena porção de plasma rico em factores de crescimento é desactivada com cloreto de sódio de modo a humedecer o implante que deve ser imediatamente inserido no neoalveolo, actuando para acelerar a adaptação óssea.

y

Após a exodontia e a curetagem da zona, lavar com soro fisiológico e clorexidina durante 30 segundos.

A área é esterilizada aplicando o laser no modo desfocado a uma distância de 1 mm do tecido ósseo, movendo o laser com movimentos do tipo pincel e utilizando a potência de 1 W e 60 Hz em quatro ciclos de 20 s.

Em seguida, lavar com soro fisiológico durante 30 segundos.

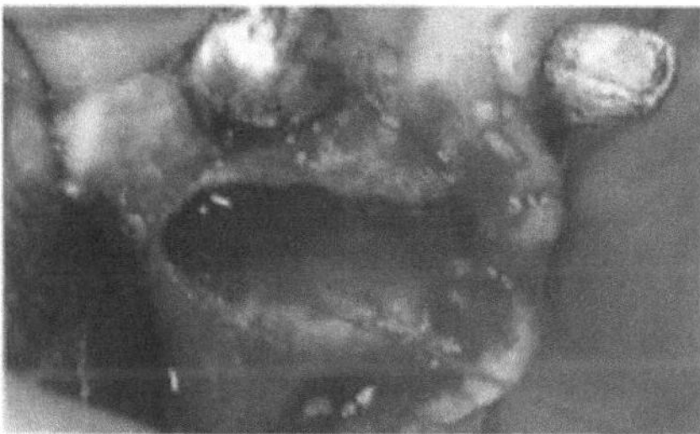

Esterilização da cavidade alveolar com laser Nd: YAG

Para concluir;

1. Trata-se de uma técnica de previsão que pode acelerar o tempo de adaptação dos implantes ósseos.
2. A ferida cicatriza no terceiro dia após a cirurgia, pelo que as suturas podem ser removidas sem deiscência.
3. Os estudos bacterianos foram negativos após a irradiação laser.
4. O tempo total da cirurgia é reduzido através da colocação dos implantes imediatamente após a realização das extracções.[45]

Fixação de osteoblastos em titânio após irradiação laser:

A fixação de osteoblastos em superfícies de titânio é necessária para conseguir a formação de novo osso e a integração Osseo. Romanos et al, em 2006, realizaram um estudo para examinar a fixação de osteoblastos em superfícies de titânio após irradiação laser utilizando discos de titânio e divididos em 2 grupos que foram maquinados, revestidos com hidroxiapatite, jato de areia e pulverizados com plasma de titânio. Um grupo foi irradiado com laser de CO_2 e o outro com laser de Er: YAG. O laser de CO_2 foi utilizado com um tamanho de ponto de 1,5 mm. A potência de saída variou entre 4 e 6 W, com uma frequência de 20 Hz e um ciclo de trabalho de 6%. O laser Er: YAG foi utilizado com uma potência de 1,25 W. O resultado foi que todas as superfícies de titânio examinadas foram bem colonizadas por osteoblastos. Nos grupos de teste, a densidade celular foi mais elevada nos espécimes irradiados com laser do que nos não irradiados, provavelmente devido ao efeito de limpeza das camadas superficiais pelos lasers. Os fluidos lubrificantes utilizados nas ferramentas maquinadas impedem a adesão e a disseminação das células nas superfícies. É possível que a luz laser elimine estes fluidos e facilite a adesão das células. De acordo com este estudo, foi demonstrado que o laser de CO_2 não altera a superfície do implante, independentemente do tipo de padrão da superfície do implante. O laser de díodo com o comprimento de onda específico de 980nm parece não ter qualquer efeito nas superfícies dos implantes, mesmo que a potência seja elevada (10W). Em contraste com estes efeitos, o laser Nd: YAG pode estar associado a alterações dramáticas da superfície do implante, como a fusão, a formação de crateras e fissuras em diferentes superfícies de titânio. Assim, os dados mostraram que a irradiação laser das superfícies de titânio não influenciou negativamente a fixação dos osteoblastos. Estes resultados podem ajudar a explicar o efeito da irradiação laser nas superfícies dos implantes e apoiar a possibilidade de formação de novo osso após a irradiação do implante.[44]

LASERS E PRÓTESE MAXILOFACIAL

Todos os anos, um número considerável de pessoas é afetado por um certo grau de defeito ou anomalia facial, o que provoca uma pressão emocional. Os avanços nos procedimentos, instrumentos e equipamentos cirúrgicos modernos proporcionaram a algumas pessoas afectadas por desfiguração facial novas oportunidades de reintegração na sociedade através de cirurgia corretiva/restaurativa ou plástica.[46]

Os procedimentos utilizados na prótese maxilofacial têm as seguintes limitações

- grande dependência da experiência e das competências do protésico para a elaboração da prótese
- elevada participação dos doentes
- desconforto e imprecisão da moldagem irreversível com hidrocolóide
- procedimentos clínicos e operatórios morosos

Recentemente, como resultado dos avanços na tecnologia de imagem digitalizada, tornou-se possível obter medidas faciais tridimensionais sem contacto e modelos anatómicos tridimensionais.[47]

Para evitar as desvantagens da tomografia computorizada ou da ressonância magnética, foi desenvolvido um processo de modelação ótica para defeitos extra-orais e áreas do corpo. O desenvolvimento baseou-se na experiência adquirida na recolha de dados digitalizados para representações dependentes de modelos relacionados com dentes. A unidade de digitalização ótica tridimensional fornece uma nuvem de pontos ou um modelo virtual do rosto.

A utilização de lasers é útil na prótese maxilofacial para a aquisição de dados e o fabrico de moldes com a utilização de litografia estéreo. Assim, o papel dos lasers na prótese maxilofacial pode ser agrupado em:

- Recolha de dados anatómicos 3-D utilizando um sistema de digitalização a laser 3-D.
- Fabrico do protótipo físico **(prototipagem rápida)**.[46,47]

SISTEMAS DE VARRIMENTO LASER 3-D:

Para a produção de próteses extra-orais, não são necessários dados sobre os tecidos internos; a única exceção é quando a prótese é retida utilizando o implante integrado Osseo ancorado no osso, que requer informações sobre a estrutura óssea no local da deformidade para planear e conceber o implante.

A digitalização de superfícies por laser baseia-se num projetor laser e num sistema de detectores para captar com precisão dados topográficos 3-D das superfícies externas dos objectos físicos. Os dados produzidos são um conjunto de dados de nuvens de pontos 3-D armazenados em vários formatos. Um software CAD especializado é utilizado para reconstruir as superfícies do objeto digitalizado a partir dos dados digitalizados de saída para produzir um modelo informático do objeto. Neste trabalho, os objectos digitalizados e os modelos informáticos resultantes referem-se a representações informáticas 3-D dos locais de deformidade ou a réplicas positivas das próteses. Uma vez que a digitalização a laser mede apenas perfis externos, os dados podem ser convertidos em modelos informáticos sem as dificuldades encontradas com os dados de imagem gerados por TC ou RM. Outras vantagens incluem o facto de os digitalizadores utilizarem lasers de baixa potência que não produzem radiações nocivas. Além disso, os tempos de digitalização são da ordem dos 0,6 a 7 segundos por digitalização, o que elimina a necessidade de o doente permanecer perfeitamente imóvel durante o longo período. É possível efetuar exames repetidos com segurança, caso um exame anterior produza resultados insatisfatórios devido ao movimento do doente.[46,47,48,49,50]

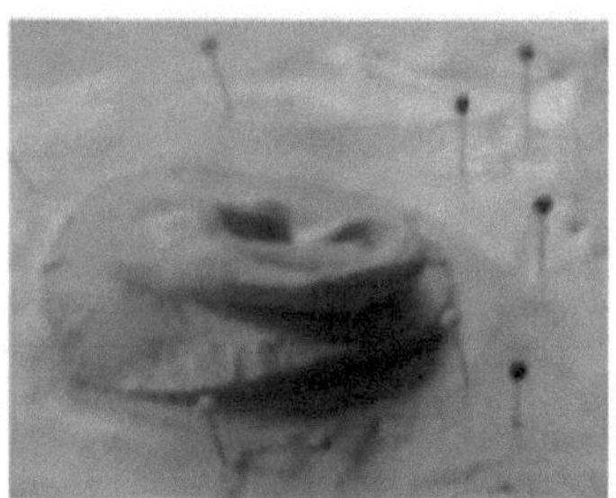

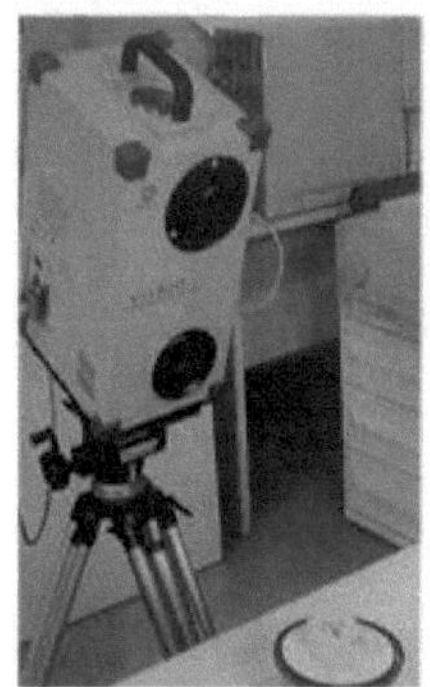

Scanner laser

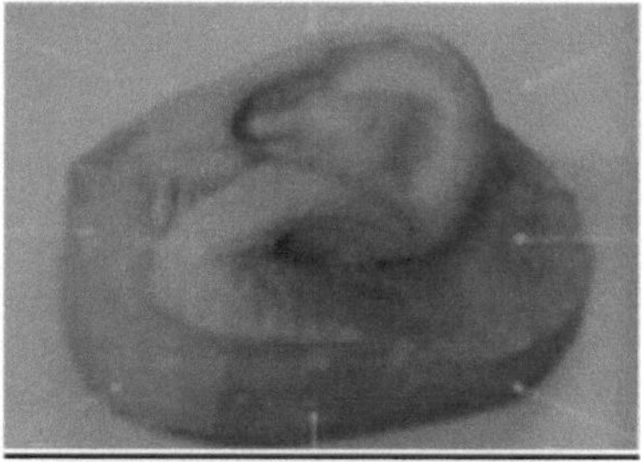

8 posição aleatória do scanner laser

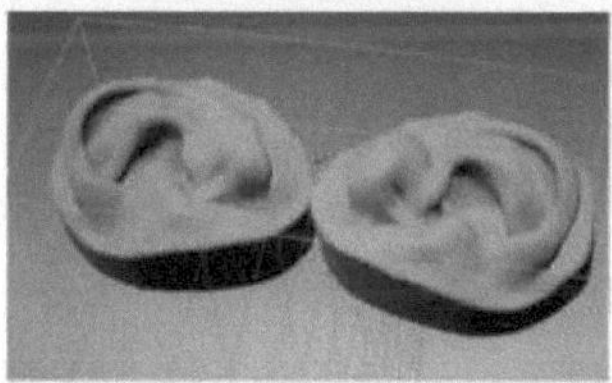

A imagem digitalizada é copiada e espelhada

A digitalização a laser da face completa demora 30 segundos e é um meio não invasivo de recolher dados digitalizados. Coward e Watson destacaram a utilização de um scanner a laser e de um sistema CAD/CAM no fabrico da prótese auricular no final dos anos 90. Alguns dos constrangimentos à utilização desta técnica continuam a ser a perda de alguma informação da orelha causada pela reflexão da luz do cabelo e a inacessibilidade das superfícies internas da orelha pelas linhas projectadas verticalmente do feixe laser.

Estes problemas foram ultrapassados por um sistema de digitalização a laser 3-D (Geodigm corp, Chanhassen Minn) desenvolvido recentemente para produzir um molde dentário 3D conhecido como **emodel**. O scanner projecta as tiras de laser na superfície do molde e, em seguida, processa as imagens das tiras de laser captadas por duas câmaras digitais. O molde é então transladado e rodado sob o controlo do computador para expor todas as superfícies do molde às câmaras. Este processo de digitalização produz uma nuvem de mais de 1 milhão de pontos de dados que descrevem os contornos da superfície do molde. Estes pontos de dados 3D são carregados no software proprietário do sistema de digitalização, o emodel, e inter-colectados para formar uma malha triangular que é depois invertida para produzir uma imagem espelhada 3-D do molde digitalizado.[48,49]

Mais recentemente, para a digitalização da prótese de prototipagem rápida, o **sistema Breukmann Optotop** foi utilizado por Sykes et al em 2004 para a digitalização da orelha do paciente.[50,51] Este sistema face SCAN apreende o rosto rapidamente e com alta dissolução de detalhes e precisão de medição. Este sistema de varrimento facial faz com que o scanner in-vivo ideal seja o de 0,8 segundos. O campo de medição do sensor de digitalização facial é de aproximadamente 600 x 460 mm e tem o tamanho ideal do rosto humano. Graças às estruturas especiais, o sensor Face SCAN com duas câmaras capta um ponto de vista de cerca de 1700 numa só entrada. Para a produção de nuvens de pontos para a gravação interior a laser estão disponíveis funções automáticas. São feitas várias medições e os dados digitalizados são registados para criar um modelo volumétrico.

As limitações da digitalização da superfície a laser incluem o facto de apenas poderem ser captados os dados da superfície dentro da linha de visão do scanner. Como tal, a digitalização dos órgãos faciais complexos, tais como os sulcos profundos e as dobras na orelha e no nariz, resultará em manchas de dados em falta ou pontos cegos. Além disso, as regiões que são escuras devido à cor da pele ou do cabelo podem causar erros semelhantes.[46]

Para ultrapassar estas limitações, foram avaliados quatro digitalizadores laser diferentes:

- Scanner de superfície a laser Facia (University College London)
- ATOS(GOM)
- Polhemus Fast Scan (Polhemus)

. VIVID 700 (Minolta)46

A comparação das suas caraterísticas de funcionamento foi efectuada da seguinte forma:[46]

PARÂMETRO	**Facia**	**ATOS**	**Digitalização rápida**	**VIVID 700**
Portabilidade	Não	Não	Sim	Sim
Necessidade de ambiente escuro	Sim	Não	Não	Não
Capacidade de digitalizar curvaturas complexas	Não	Não	Sim	Não
O indivíduo precisa de ser imobilizado	Sim	Sim	Não	Não
Capacidade de fundir imagens automaticamente	Não	Não	Sim	Sim
Velocidade de digitalização rápida	Sim	Não	Sim	Sim
Capacidade de digitalização em várias direcções	Não	Sim	Sim	Sim
Capacidade de visualizar a imagem	Sim	Não	Sim	Sim

em tempo real	2	1	2	1
Número de receptores	600	300- 1,100	200	600- 2,500
Digitalização distância (mm)	0.9	0.06-0.5	0.5	NA
Resolução (mm)	15s	8s	50mm/s	0.6s
Tempo de digitalização por velocidade				

Os sistemas anteriores, como o scanner Facia, requerem um ambiente escuro para reduzir a interferência de fontes de luz estranhas. A precisão dos quatro digitalizadores situa-se entre 0,02 e 0,5 mm, o que é mais do que suficiente para produzir próteses faciais. O Fast Scan, dispositivo portátil de mão, tem certas vantagens sobre os outros digitalizadores em termos de capacidades de digitalização e flexibilidade. É também fornecido com um recetor secundário, ligado à cabeça do doente através de uma bandolete, para permitir o rastreio dos movimentos involuntários durante a digitalização, eliminando assim os artefactos de movimento.

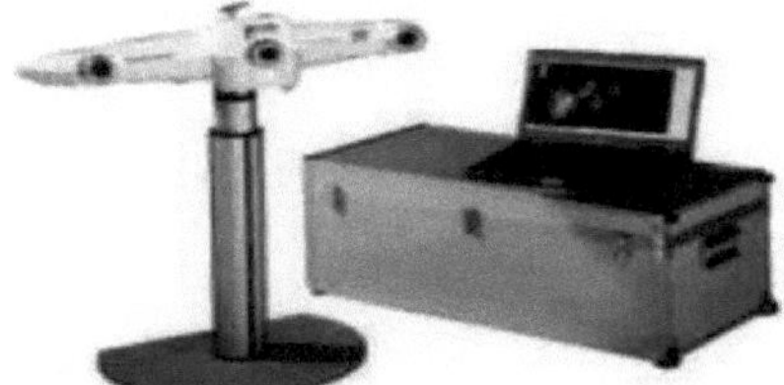

Varrimento facial a laser

PROTOTIPAGEM RÁPIDA:

No final dos anos 80, a introdução de tecnologias de prototipagem rápida ofereceu novas possibilidades de modelação de defeitos extra-orais.[49]

Existem atualmente muitas variantes comercializadas, mas as três tecnologias dominantes incluem:

- Litografia estéreo: utilização de um laser ultravioleta para solidificar uma resina plástica líquida camada a camada.
- Sinterização por laser: utiliza um laser para fundir seletivamente uma fina camada de plástico ou metal em pó em camadas previamente fundidas
- Fabrico de objectos laminados: lamina sucessivamente folhas finas de material e corta e destrói o material com laser, deixando para trás uma peça laminada sólida.[49]

Litografia estéreo:

A estereolitografia foi a primeira tecnologia de prototipagem rápida a ser desenvolvida, na década de 1980, e é a técnica mais utilizada para criar modelos anatómicos estereolitográficos para cirurgia e para transferir modelos CAD para tecnologias de RP.[49] A estereolitografia a laser envolve a utilização de uma resina fotopolimerizável líquida que cura instantaneamente quando digitalizada com um laser, em resultado da polimerização. O laser é varrido repetidamente sobre esta resina para formar camadas finas de resina curada, que eventualmente se acumulam para formar um produto sólido tridimensional. Especificamente, o processo envolve primeiro o corte horizontal de um modelo baseado em dados CAD tridimensionais armazenados num computador, em espessuras iguais. Com base nestes dados de corte, o laser digitaliza a camada fina de resina líquida para formar a primeira camada sólida. A resina líquida é depois vertida sobre esta camada de resina curada e novamente digitalizada por laser para formar a camada seguinte, de acordo com os dados da fatia seguinte. Para garantir que a resina líquida

sobre a resina curada é uniforme, a sua superfície é frequentemente varrida por uma lâmina. Assim, repetindo este processo e formando camada sobre camada de resina curada, é formado um objeto sólido. Embora os problemas de precisão da superfície sejam resolvidos fazendo com que cada camada seja extremamente fina, uma pequena quantidade de rugosidade da superfície acaba por permanecer e o polimento subsequente é frequentemente efectuado para obter um acabamento suave. Para formas que não podem ser formadas através da construção das camadas para cima, a resina é curada num suporte. Este suporte também é feito da mesma resina fotopolimerizável e é removido depois de o produto ter sido formado. Para alguns tipos de resinas que não curam completamente apenas com um laser, todo o produto é curado por exposição a uma lâmpada ultravioleta depois de ter sido formado. A resina fotopolimerizável é composta por oligómero fotopolimerizável, diluentes reactivos e iniciador fotográfico. Quando um laser é irradiado para esta resina, o monómero sofre uma série de reacções para formar um polímero sólido que tem uma estrutura de rede tridimensional. As resinas utilizadas para a litografia estéreo a laser são do tipo de polimerização radical, do tipo de polimerização catiónica ou do tipo híbrido, que é uma combinação dos dois primeiros tipos. As propriedades de cura e as propriedades mecânicas da resina curada são importantes, porque afectam as aplicações da
produto curado formado por litografia estéreo a laser. Estas resinas são preparadas minuciosamente, ajustando a taxa de mistura dos componentes da resina e dos aditivos para se adequarem à estereolitografia a laser. 5[49,2,53]

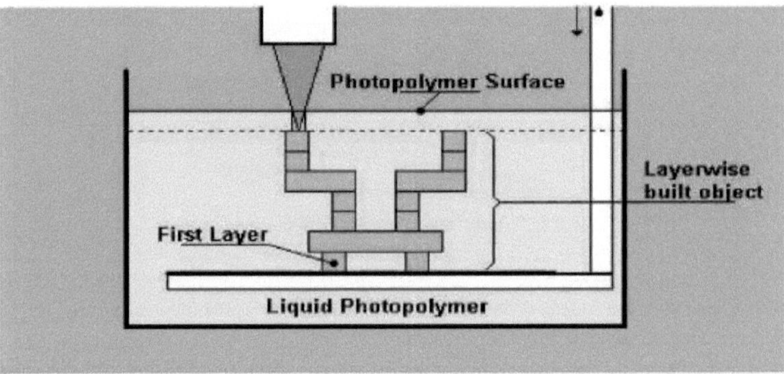

Princípio da esteriolitografia

Na maioria dos casos, o **laser He-Cd** com um comprimento de onda de 325 mm ou **o laser Ar** com um comprimento de onda de 364 mm é utilizado como fonte de luz. Os lasers de maior potência, como o Ar, efectuam um varrimento do feixe a maior velocidade, o que resulta no aumento da velocidade de modelação. Estes lasers efectuam o varrimento a uma velocidade muito elevada da mesma forma que a impressora laser, rodando os espelhos Galvano. Nalgumas máquinas especiais, o feixe laser é exposto a partir de baixo.[52,53]

A estereolitografia a laser necessita de dados CAD tridimensionais compostos por dados de superfície ou sólidos para criar modelos sólidos. Atualmente, estão disponíveis no mercado muitos tipos de sistemas CAD, e a maioria dos dados CAD que estes fornecem podem ser transmitidos aos sistemas de estereolitografia a laser. Simultaneamente, o sistema de estereolitografia a laser está equipado com um programa de digitalização, software de design de suporte e reforço de nervuras, funções de ampliação/contração, funções para determinar as condições de digitalização e de funcionamento e fluxograma de software de funções de simulação. A seguir, mostram-se as vantagens da prototipagem rápida em relação aos processos de remoção de material, como a maquinagem.[53]

1. Furos profundos e estruturas com formas internas complicadas que não podem ser maquinadas simplesmente com ferramentas de corte podem ser formados num único processo. Além disso, uma

máquina de prototipagem rápida é geralmente capaz de fabricar qualquer tipo de forma.

2. A prototipagem rápida não requer programas de controlo complicados, como o percurso da ferramenta e o reposicionamento da peça de trabalho. Com os dados CAD tridimensionais, não há necessidade de conhecimentos especiais sobre o processo de corte e as operações desde a introdução dos dados até ao fabrico efetivo são simples e curtas.

3. Os sistemas de prototipagem rápida não produzem resíduos de maquinação. Como não vibram e são silenciosos, podem ser utilizados em escritórios como máquinas comerciais da OA. Podem também ser operados de forma totalmente automática, mesmo durante a noite, uma vez que não há necessidade de gestão de ferramentas.

As principais deficiências da estereolitografia a laser são o facto de apenas poderem ser utilizadas resinas fotopolimerizáveis e de a resistência do material destes materiais ser ligeiramente inferior à do polímero comum. Além disso, os produtos metálicos não podem ser fabricados diretamente por estereolitografia a laser.[53]

Outros métodos de prototipagem rápida

O método de estereolitografia a laser foi desenvolvido numa fase inicial e é atualmente aplicado de forma extensiva. Para além da estereolitografia a laser, surgiram também muitos tipos diferentes de novos métodos de prototipagem rápida. A prototipagem rápida pode ser amplamente classificada em fotopolímero, sinterização de pó, jato de tinta, deposição por fusão e corte de chapa. a história destes sistemas de prototipagem rápida. A maioria dos métodos foi desenvolvida nos EUA, mas o processo de fotopolímero e a laminação de chapas foram propostos pela primeira vez no Japão. Outro processo de fotopolímero é o método de cura de padrões de máscara. À semelhança do processo de fotocópia, é criado um padrão mestre baseado em dados de corte, este padrão na folha de vidro é colocado sobre uma camada de resina fotocurável e esta camada é exposta à luz ultravioleta. Embora a máquina seja de grandes dimensões, a velocidade de exposição é mais rápida do que o método de feixe laser acima referido e a espessura do produto é muito precisa porque cada superfície formada é cortada por fresagem para obter camadas finas precisas.[49,51, 53]

Os objectos tridimensionais também podem ser formados por sinterização de pó. Neste processo, é utilizado pó em vez de resina fotopolimerizável líquida. O pó é nivelado com um rolo, é emitido um laser de CO2 e o pó é ligado por fusão térmica. Neste caso, o pó é previamente aquecido até à temperatura imediatamente abaixo do ponto de fusão no ambiente anti-oxidação utilizando gás N2. É possível criar modelos sólidos de polímeros de alta densidade, bem como modelos porosos. Os modelos de policarbonato poroso são bastante adequados para o modelo de fundição por cera perdida. Com este método, podem também ser utilizados pós metálicos e cerâmicos. Os pós metálicos e cerâmicos utilizados são revestidos por resina e cada pó metálico ou cerâmico é ligado pela resina revestida. Os moldes de cerâmica porosa sinterizada podem ser utilizados para moldes de fundição. A ligação do pó pode ser efectuada pulverizando material de ligação na camada de pó solto através do bocal de jato de tinta e isto também é utilizado para fazer o molde de areia para fundição. Quando a cera ou a resina é pulverizada pelo bocal de jato, podem ser fabricados modelos de cera ou resina. Neste caso, a superfície da camada fina pulverizada deve ser maquinada de forma suave e plana, de modo a obter uma precisão vertical.[49,53]

PROCESSAMENTO POR LASER DE MATERIAIS DENTÁRIOS

Os lasers têm sido investigados para utilização potencial no trabalho com materiais dentários desde meados da década de 1960. Os resultados das aplicações industriais de lasers para maquinação e processamento de materiais tiveram efeitos estimulantes na medicina dentária. Houve tentativas de fundir materiais dentários na superfície do dente (Beyer et al, 1986) e tentativas de fundir ou reparar as ligas dentárias (Beyer et al, 1984). Estas investigações procuraram examinar a possibilidade de tratar a cerâmica dentária com lasers e testar a capacidade dos lasers para soldar ligas dentárias preciosas e não preciosas.[54]

Existe pouca literatura sobre o tratamento a laser de massas cerâmicas dentárias. A resistência dos materiais cerâmicos na presença de alterações de temperatura é baixa. Este facto é evidenciado pela

elevada elasticidade, baixa resistência à tração e baixa trabalhabilidade plástica, que normalmente só são exibidas com temperaturas elevadas. Durante o tratamento a laser, as
as variações de temperatura nas fases de aquecimento e arrefecimento criam tensões internas que podem danificar os materiais. É, por isso, necessário utilizar um sistema laser adequado 554 parâmetros.[54]

O laser de CO_2 é adequado para o tratamento de materiais cerâmicos porque o seu comprimento de onda de emissão é quase totalmente absorvido pela cerâmica. Durante o processo de indução de calor de superfícies cerâmicas com um laser de CO_2 focado, aparecem rasgos conchoidais que são os efeitos típicos do aquecimento da superfície. A utilização de um feixe de laser de CO_2 desfocado produz uma queima de brilho local na superfície da cerâmica dentária, que, quando comparada com a queima de vácuo principal e a queima de brilho do forno. Impressiona devido à sua superfície macroscópica homogénea. Após a queima de brilho no vácuo principal, são encontradas na cerâmica dentária estruturas onduladas irregulares com caraterísticas de cristais dendríticos. Após a queima de brilho no forno, estas estruturas são niveladas, mas as caraterísticas cristalinas não são removidas. [54]

Modificação do laser de feixe duplo

Uma solução possível para o tratamento a laser de cerâmica dentária sem problemas, em contraste com os métodos de tratamento a laser prevalecentes, é o pré-aquecimento de áreas relativamente grandes da superfície cerâmica antes do tratamento a alta temperatura. Após a modificação da superfície cerâmica induzida por laser, foi desenvolvido um processo de feixe duplo de laser para a união induzida por laser de materiais de cerâmica dentária. Neste processo, é utilizado para o pré-aquecimento um feixe pulsante de laser de CO_2 desfocado de 200 W com uma distribuição de perfil de feixe de forma gaussiana, que, quando utilizado num ângulo de 450, aquece uma área fundamentalmente maior do que o local da soldadura. O outro feixe de laser CO_2 de onda contínua, de 100 W, que incide verticalmente sobre o alvo, efectua efetivamente a soldadura a laser. O primeiro laser mantém uma temperatura abaixo da temperatura de fusão, e o segundo produz uma temperatura mais elevada que amolece a cerâmica dentária. A área de influência do segundo feixe de laser situa-se temporal e localmente na esfera de influência do primeiro feixe de laser. A intensidade máxima do segundo feixe de laser encontra-se no raio de ação do primeiro, de modo a atingir a profundidade necessária no material para a soldadura por laser. Através da coordenação do comprimento de reação e da distribuição da intensidade de ambos os feixes laser entre si e no material cerâmico dentário, é possível produzir o perfil de temperatura-local-tempo de aquecimento e arrefecimento necessário.

Com a homogeneização da superfície da cerâmica dentária por laser, é possível remover defeitos locais da superfície e marcas de polimento sem a necessidade de reconstruir a queima de correção completa. Também é possível que, utilizando o processo de duplo feixe de laser, se possa alargar a utilização da cerâmica a uma série de aplicações intra-orais.[54]

Vantagens da soldadura a laser

Os fabricantes apresentam a técnica de soldadura a laser como uma forma nova, rápida, económica e precisa de unir metais.

Em dentisteria protética, esta técnica tem as seguintes vantagens:

- O dispositivo laser poupa tempo num laboratório comercial porque toda a soldadura é feita diretamente na peça fundida. As imprecisões na montagem causadas por transferências do molde mestre, juntamente com as distorções de investimento e de calor, são reduzidas.
- É consistentemente possível soldar muito próximo de resinas acrílicas ou peças cerâmicas sem danos físicos (fissuras) ou de cor.
- Potencialmente, todos os metais podem ser unidos, mas particularmente as ligas de titânio.
- As juntas de soldadura a laser têm uma elevada resistência reprodutível para todos os metais, consistente com a da liga do substrato.

Soldadura de ligas dentárias

A soldadura a laser pode ajudar a resolver os problemas técnicos encontrados na reparação de várias ligas dentárias. A soldadura por laser pertence ao domínio do processamento da soldadura por fusão. A eficiência do tratamento com feixe laser é determinada pela energia ótica absorvida do material em utilização e é proporcional ao grau de absorção do material. Os metais com uma elevada reflexão têm um pequeno grau de absorção nas áreas espectrais do visível e do infravermelho.

Com o laser Nd: YAG, o grau de absorção das ligas de metais não preciosos e do titânio é ligeiramente melhor do que o das ligas de metais preciosos. Se, no entanto, for utilizado um feixe laser com uma concentração de desempenho de 106 W/cm^2 , observa-se normalmente um aumento da absorção. (Beyers et al, 1984; Dorn et al, 1980)

Soldadura por laser Nd: YAG:

Dobberstein et al (1990) investigaram a utilização do laser Nd: YAG nas ligas dentárias. Os testes foram efectuados com o laser Nd:YAG pulsado (comprimento de onda de 1,06pm, duração do impulso de 2 a 5 mseg, distância focal de 50 e 100 mm, frequência de repetição do impulso de 1 a 10 Hz) em três ligas dentárias fundidas e titânio.

Inicialmente, foram efectuadas tentativas de fusão superficial com raios laser para determinar a influência da energia na configuração da estrutura após a refusão. De entre a vasta gama de ligas, foi escolhida uma liga fundida de prata e paládio de um grupo de metais preciosos. Das ligas não preciosas, foram escolhidas uma liga fundida de cobalto-crómio-molibdénio com adição de azoto e uma liga fundida de níquel-crómio-alumínio. As amostras de teste foram feitas para a experiência com métodos padrão de fabrico de laboratório dentário (produção dos moldes por processo de fusão de cera, aquecimento do molde, fundição do fundido e arrefecimento até à temperatura ambiente). A interação entre o laser e o material é determinada pelo grau de absorção, pela condutividade e capacidade térmica e pela composição da superfície. A escolha dos parâmetros do laser e a densidade de energia do feixe influenciam grandemente a qualidade da soldadura.

Durante estas experiências, determinou-se que a geometria e a qualidade da área soldada dependem dos parâmetros do laser (energia do impulso, duração do impulso, diâmetro do foco, velocidade e frequência de repetição do impulso) e estão sujeitas a condições específicas do material. Com o aumento da energia do impulso, enquanto os outros parâmetros permanecem constantes, a largura e a profundidade do traço do laser mostraram um aumento que foi diretamente proporcional à energia do impulso. Com as ligas não preciosas, é possível observar zonas de soldadura sem rasgões com um feixe de laser focado a uma energia de impulso de 5 J; e com as ligas Ag-Pd, a uma energia de impulso de 4 J; enquanto o titânio puro mostra zonas de soldadura sem falhas a uma energia de impulso de 8 J. A eficiência do feixe de laser no titânio puro é mais favorável devido às boas caraterísticas de absorção e à baixa condutividade térmica do titânio em comparação com as de outras ligas dentárias.

As áreas internas fundidas mostram uma consistência de estrutura mais fina do que as matérias-primas. É efectuada uma fusão interna superficial com uma energia de impulso de 5 J numa liga de Co-Cr. Com uma energia de impulso de 7 J em titânio puro, obtém-se uma fusão interna mais profunda. Com uma energia de impulso mais elevada, vê-se claramente uma área com menor influência do calor no titânio puro, enquanto que com um microscópio de luz quase não se vêem áreas com influência do calor nas ligas de Co-Cr. A consistência mais fina da estrutura criada por todas as ligas dentárias na soldadura a laser é a principal responsável pelas melhores resistências à tração e à flexão das soldaduras, em comparação com as obtidas com a soldadura convencional.

Parâmetros laser óptimos para a soldadura de ligas dentárias pesquisadas:

PARÂMETROS	Co-Cr-Mo	Ag-Pd	Ni-Cr-Al
Energia de impulso	5 J	4 J	4.5 J
Frequência de repetição de impulsos	5Hz	5Hz	5Hz
Duração do impulso	5 ms	5 ms	5 ms

Distância focal	100 mm	100 mm	100 mm
Velocidade	1mm/s	1mm/s	1mm/s
Desfocagem	0	0	0

Em 2001, Bertrand et al realizaram um estudo para verificar a versatilidade da técnica de soldadura a laser na reparação de próteses metálicas dentárias e o objetivo era avaliar a precisão, a qualidade e a reprodutibilidade desta técnica aplicada a Ni-Cr-Mo e Cr-Co-Mo frequentemente utilizadas para fazer próteses. A capacidade de soldadura das ligas foi avaliada com um equipamento de laser Nd:YAG pulsado em relação à espessura do metal de duas séries de fios fundidos (0,6-2 mm de espessura) que foram cortados e unidos à mão, borda a borda, e soldados sem enchimentos, utilizando um laser Nd:YAG comercial com uma duração de pulso que variava entre 3 ms e 13,5 ms. Para evitar a reflexão do feixe laser e melhorar a penetração da soldadura, todos os fios foram jacteados com pó de alumina e soldados sob atmosfera de proteção de árgon para diminuir a contaminação por oxidação. A eficiência da união foi medida com ensaios de tração e os resultados mostraram que uma ligeira alteração na química das ligas Ni-Cr teve uma forte influência na qualidade da união. Uma liga de Co-Cr apresentou uma excelente capacidade de soldadura. Uma mudança muito importante na microestrutura devido ao efeito do laser foi apontada na zona de soldadura, aumentando a sua micro-dureza.[BDJ2001:190;25 5-257]

Com o objetivo de verificar se a soldadura a laser provocou alterações na microestrutura das peças fundidas de NiCrMo e CoCrMo devido ao rápido aquecimento e ao processo de solidificação. Surgiram fissuras na área soldada devido às tensões residuais térmicas durante a fase de soldadura e/ou alterações na microestrutura que afectam a qualidade das peças soldadas. Assim, foi realizado um estudo em 2004, novamente por Bertrand et al, para otimizar o operador e os parâmetros físicos para a soldadura a laser de materiais dentários, que são os determinantes reconhecidos da qualidade da soldadura. Foram escolhidos para a experiência fios dentários trefilados de FeNiCr de diferentes diâmetros, soldados a laser e testados quanto à tensão. Os resultados mostraram que a combinação adequada de energia e duração do pulso com a potência configurada na faixa entre 0,8 e 1kW parece melhorar a profundidade de penetração do feixe de laser e os sucessos do procedimento de soldadura. Com os equipamentos laser utilizados, a energia mínima que pode ser ajustada é de 0,5 J (0,5 ms para a duração do impulso) e a energia máxima de 20 J (20ms para a duração do impulso). Pode deduzir-se que a espessura mínima que pode ser soldada é de cerca de 0,25 mm (0,5 mm de diâmetro).[57,58]

Os factores que influenciam a profundidade de penetração são a absorção e a reflexão do feixe de laser na superfície do metal e a condutividade térmica da liga. Para melhorar a absorção do feixe de laser, todos os fios são jacteados com partículas de alumina antes da soldadura a laser. Togaya e Shinosaki referiram que a profundidade de penetração é maior no titânio do que nas ligas de ouro. Togaya e Shinosaki e Wantabe consideraram que esta diferença na penetração do laser ocorre porque as taxas de absorção do feixe de laser e a condutividade térmica são diferentes para metais diferentes: o titânio tem uma condutividade térmica mais baixa (0,17 W/cm/^{0} C) do que as ligas de ouro (2,97 W/cm/^{0} C), mas uma melhor taxa de absorção do feixe de laser (0,4%) do que as ligas vendidas (0,03%). Por conseguinte, é provável que as definições óptimas de soldadura a laser variem consideravelmente entre as diferentes ligas.[58]

Avaliação da resistência à corrosão:

A reação à corrosão de um ponto de junção é um critério importante para a qualidade e utilização do laser.

No que diz respeito à biocompatibilidade, a soldadura a laser também pode ser uma alternativa interessante aos processos de fusão convencionais na tecnologia laboratorial. De acordo com a literatura atual, a análise eletroquímica é o método preferido para avaliar a resistência à corrosão.

As soldaduras por laser são superiores às soldaduras por solda, uma vez que os ataques de corrosão ocorrem muito mais tarde em todas as amostras soldadas por laser do que nas amostras soldadas. Nas ligas Co-Cr e Ni-Cr, observa-se uma corrosão selectiva nos bordos do grão da matéria-prima.[54]

Soldadura de TITÂNIO com laser Nd: YAG:

A soldadura de titânio por feixe de laser para prótese dentária começou a ser investigada por vários investigadores. O titânio é um metal que apresenta uma corrosão mínima e, por conseguinte, é altamente seguro in vivo. Devido à sua excelente biocompatibilidade, a utilização do titânio como material de implante tem vindo a generalizar-se na medicina dentária.[54]

Na sequência dos recentes avanços na tecnologia de fundição a vácuo a alta temperatura, é agora possível utilizar o titânio como material protético (por exemplo, próteses parciais, coroas e pontes). No domínio dentário, a soldadura tem sido geralmente utilizada para unir materiais metálicos. No entanto, o titânio é muito difícil de soldar devido ao seu elevado ponto de fusão. Como método alternativo, a soldadura a laser de titânio é mais prática e pode oferecer algumas vantagens distintas.[54]

A soldadura a laser pode ser caracterizada por:

1 Elevada força de ligação e resistência à corrosão, uma vez que a soldadura a laser é uma forma de transpiração que não utiliza soldas de metais diferentes.

2 Oxidação reduzida quando o gás árgon é aplicado durante a soldadura.

3 Diminuição da influência térmica e maior precisão no processamento do que com a soldadura e outras técnicas.

4 Não é necessário qualquer contacto direto com uma área de soldadura para permitir a soldadura através de uma janela de vidro, porque a fonte de calor é um feixe de luz.

5 Proporciona soldaduras precisas e bem definidas.

6 As zonas afectadas pelo calor são pequenas.

7 Os campos magnéticos não prejudicam o feixe laser.[54,56,59]

Em 1993, Roggensack, Walter e Boning realizaram um estudo sobre titânio soldado a laser e soldado a plasma para investigar e comparar a adequação de dois métodos alternativos de fusão de titânio em medicina dentária. Neste estudo, a soldadura a laser foi efectuada por um feixe de laser pulsante. Dependendo da amplitude e da duração do impulso, um determinado volume da peça de trabalho foi fundido e o exame ao microscópio eletrónico de varrimento foi realizado. Os resultados concluíram que tanto a soldadura a laser como a plasma são métodos adequados para fundir titânio não ligado em dentisteria protética. A aplicabilidade da soldadura por plasma é limitada devido às linhas de soldadura bastante extensas e às alterações térmicas distintas das peças de trabalho. A soldadura a laser é adequada se as peças de trabalho a fundir encaixarem exatamente e se a profundidade de soldadura até 1 mm for suficiente.[60]

Os parâmetros para a união a laser do titânio desempenham um papel muito significativo na soldadura do titânio. As definições de baixa energia da máquina de soldar a laser Nd: YAG não fornecem calor suficiente para provocar a fusão dos metais. As definições de alta energia provocam a evaporação dos metais, resultando em superfícies côncavas. Os níveis de energia de 18 J/pulso aplicados durante impulsos de 2 Hz e 12 mseg são determinados experimentalmente para criar as melhores interfaces de união.[61] O significado clínico das articulações incompletas soldadas a laser para próteses de Ti fixas e amovíveis é importante. As articulações não soldadas, tal como significam os anéis de união das articulações soldadas a laser, devem-se à capacidade de penetração limitada da unidade de laser Nd: YAG de alta energia. Devido à profundidade limitada das costuras fundidas a laser na área periférica da articulação, deve ser evitado o polimento e o desbaste dentário convencional agressivo das articulações soldadas a laser da prótese de titânio. A preparação da articulação é fundamental para a soldadura a laser. A preparação do contacto íntimo e uniforme a ser unido é essencial, porque só podem ser criadas pequenas zonas de fusão localizadas quando duas peças de titânio são soldadas entre si por raio laser.[61]

Propriedades mecânicas de juntas de titânio fundido soldadas a laser:

As propriedades mecânicas do titânio puro comercial (Cp Ti) são grandemente influenciadas pelos elementos menores intersticiais dissolvidos oxigénio, azoto e carbono. O Cp Ti é classificado em 4 classes de acordo com os diferentes elementos menores pela Sociedade Americana de Ensaios e

Materiais. (ASTM).

Composição química do titânio puro de acordo com ASTM CP Ti:

Grau não ligado ASTM	Resistência à tração (MPa)	0.2% Resistência ao escoamento	N (máx.)	C (máx.)	H (máximo)	O (máx.)	Fe (máx.)
Grau 1	240	170	0.03	0.10	0.015	0.18	0.20
Grau 2	340	280	0.03	0.10	0.015	0.25	0.30
Grau 3	450	380	0.05	0.10	0.015	0.35	0.30
Grau 4	540	480	0.05	0.10	0.015	0.40	0.50

Chai e Chou (1998) estudaram as propriedades mecânicas das juntas de titânio soldadas a laser em diferentes condições. Utilizaram 54 barras de titânio e seccionaram-nas no centro com a máquina de corte e dividiram-nas em 9 grupos de soldadura a laser sob diferentes parâmetros de soldadura a laser (8, 10, 12 ms x 290, 300, 310 V). O laser Nd: YAG foi utilizado para soldar os espécimes seccionados. Foi utilizado um feixe de laser com um único impulso. Estes foram protegidos por um fluxo adequado de gás árgon durante o processo de soldadura. A resistência à tração final variou entre 374 MPa e 562 MPa e a tensão foi considerada como o único fator que afecta a resistência à tração. As médias da tensão de cedência (0,2%) variaram entre 206 MPa e 338 MPa. As médias do alongamento percentual em todos os grupos variaram de 2,49% a 10,58%. Foi demonstrado que não houve interação entre a tensão e a duração e que a tensão foi o único fator significativo.[62]

Assim, concluiu-se que a duração e a tensão (nível de energia) óptimas utilizadas na soldadura a laser para o titânio comercialmente puro de grau 1 fundido foram 305 V, 12 ms para a resistência à tração final; 310 V, 10 ms para 0,2% de tensão de cedência e 300 V, 12 ms para a percentagem de alongamento. A tensão foi o único fator significativo que influenciou a resistência à tração e o limite de elasticidade da junta. A duração não foi um fator significativo para a resistência da junta soldada a laser.[62,63,64]

Modelação térmica da soldadura a laser para restaurações dentárias de titânio:

Todos os estudos anteriores efectuados mostram a influência da qualidade do feixe laser, da potência e de outros parâmetros de processamento na profundidade de penetração dos metais, incluindo os materiais de titânio. Faltam informações sobre a conceção específica dos parâmetros do laser para juntas a serem soldadas ou soldadas para aplicações dentárias, de modo a aumentar a profundidade de penetração do laser e evitar danos na superfície. Foram utilizados um único e múltiplos impulsos para verificar a profundidade de penetração e as propriedades térmicas do titânio em comparação com as do ouro. A condutividade térmica variou ligeiramente ao longo da gama de temperaturas, mas foi assumida como constante. O coeficiente de absorção do isolamento do laser foi considerado como sendo 0,3 para um impulso laser Nd: YAG de 532 nm. Para a simulação e análise por computador, foram utilizados oito casos de impulsos simples com uma energia de 1 a 8 J por impulso. Foi selecionada uma energia moderada de 2 J com 20 Hz e 240 V para a simulação de soldadura por laser Nd: YAG de impulsos múltiplos. Em cada situação de irradiação laser de impulso único no material Ti, o aumento da temperatura começou na superfície com um gradiente de superfície acentuado. Com o decorrer do tempo, a temperatura da superfície acabou por atingir o ponto de vaporização, altura em que a adição adicional de energia não pode ser transferida com rapidez suficiente para o interior do material. Por conseguinte, o excesso de energia à superfície é utilizado para vaporizar o material da superfície. À medida que a potência do laser de impulso único é aumentada nos casos sucessivos em Ti, a profundidade de fusão não se altera significativamente e esta alteração é atribuída à condutividade térmica do material. Assim, o ouro apresenta uma penetração muito melhor porque é 17 vezes mais condutor do que o titânio.

A segunda caraterística é que os gradientes térmicos para os casos de titânio são sempre maiores do que os correspondentes casos de ouro. Uma vez que a condutividade do ouro é cerca de 17 vezes superior à do Ti, isto obriga a que o gradiente do Ti seja muito mais acentuado do que o do ouro. Por conseguinte, a penetração de fusão do Ti é sempre muito pior do que a do ouro. Este efeito secundário infeliz é que os danos na superfície do Ti serão sempre muito piores porque a sua condutividade mais baixa não é capaz de suportar o grande fluxo de calor.

Assim, uma alternativa é utilizar impulsos múltiplos de menor intensidade. Foi utilizada uma energia de impulso de 1 e 2 J com 20 Hz e 240 V, uma vez que as intensidades eram baixas e mais fáceis de utilizar. Conclui-se assim que, com a irradiação laser de impulso único em titânio, o aumento da potência não pode aumentar significativamente a profundidade de fusão, pois o material não pode suportar um fluxo de calor tão elevado. A energia em excesso apenas vaporiza o material da superfície. O ouro não tem este problema devido à sua elevada condutividade térmica. Com um fluxo de energia moderado e uma duração adequada das irradiações laser de impulsos múltiplos no titânio, os danos na superfície foram minimizados e a profundidade de penetração do feixe laser foi significativamente melhorada.[65]

Uma técnica para o fabrico de uma prótese fixa destacável soldada a laser para carga imediata foi apresentada por Kuo e Chou em 2006. As próteses de prova mandibular e maxilar foram fabricadas e a prótese maxilar foi processada e está pronta para ser entregue no dia da cirurgia. Uma prótese completa inferior de diagnóstico é fabricada e duplicada em resina acrílica transparente e são efectuados 5 orifícios na prótese duplicada. São feitas radiografias para confirmar as posições pré-determinadas dos implantes e foi feita uma TAC para determinar os pontos de referência anatómicos e as posições aproximadas dos implantes são então marcadas no molde. Os locais de osteotomia para os cinco implantes são perfurados e os implantes são colocados. São colocados cinco pilares Tran mucosal e os pilares de impressão são colocados nos pilares. É feita a moldagem e os pilares de moldagem e a férula cirúrgica são removidos. São colocadas tampas de cicatrização. Os análogos do pilar de laboratório são fixados à férula cirúrgica modificada e é fabricado um molde de verificação. Os componentes pré-fabricados do implante, incluindo os cilindros e barras do pilar em titânio, são montados a laser diretamente no molde principal. A barra é fixada em forma de L para maior resistência e o técnico coloca os dentes da prótese na estrutura de titânio mandibular. A barra de titânio soldada a laser e os dentes de prótese dispostos são enviados para o dentista responsável pela restauração e o ajuste passivo da estrutura é verificado, sendo depois polimerizada e entregue. 66 A versatilidade proporcionada pela soldadura a laser na aplicação de próteses dentárias torna a técnica de eleição para unir fragmentos do mesmo metal de forma rápida, limpa e precisa - produzindo assim uma união estrutural de alta qualidade. A flexibilidade da soldadura a laser na modificação dos pilares das próteses implanto-suportadas pode ser uma técnica óptima para aumentar o volume de metal, evitando procedimentos de baixa qualidade, como a fundição de pilares queimados.[56]

CAPÍTULO 5

LASERS E MEDICINA DENTÁRIA FORENSE

O objetivo da identificação automática (ID automática) é automatizar a introdução de dados no computador. A identificação automática pode ser efectuada utilizando códigos de barras, códigos de matriz de dados, bandas magnéticas, etiquetagem por radiofrequência e comunicação de dados. Nos cuidados de saúde, tem sido utilizada para a identificação de doentes e amostras. A aplicação forense da identificação automática de próteses completas é de interesse para a identificação de corpos após catástrofes. O trabalho inicial foi efectuado utilizando códigos de barras impressos em papel, que foram lidos com um leitor telepen e depois incorporados em vários materiais. Em primeiro lugar, os códigos de barras foram incorporados em resina acrílica autopolimerizada pigmentada e transparente. O scanner não conseguiu obter os dados destas tiras de acrílico devido à opacidade da resina acrílica. Em segundo lugar, os códigos de barras foram colocados entre cinco tiras de material transparente de proteção bucal de polivinilacetato e polietileno. A leitura foi bem sucedida. Em terceiro lugar, o código de barras foi incorporado num protetor bucal laminado feito por medida, mas a curvatura do protetor bucal provocou a distorção do código de barras, tornando-o ilegível. Este código de barras era demasiado grande para a maioria dos aparelhos dentários.

No desenvolvimento da identificação automática foram utilizados códigos de matriz de dados. Estes códigos matriciais foram gravados **a laser** nos instrumentos. Como resultado deste trabalho, decidiu-se avaliar os códigos matriciais para a identificação de aparelhos dentários. A marcação de matrizes foi capaz de produzir uma bolacha de substrato flexível e termicamente resistente de 4 mm de diâmetro. A resistência térmica a 8000C era preferível devido ao interesse forense na identificação do corpo. As bolachas foram então embutidas em polimetacrilato de metilo.

O contraste não é tão crítico para a leitura como para os códigos de barras e os códigos de matriz podem conter substancialmente mais dados do que os códigos de barras das mesmas dimensões. Quando incorporadas em acrílico autopolimerizável, 60% das bolachas dissolveram-se no monómero, tornando-se inutilizáveis. No entanto, todos os códigos de matriz foram lidos com êxito após a incorporação em materiais de proteção da boca.

Em seguida, procede-se à gravação direta do código a laser num disco de cerâmica. Isto é feito para evitar a necessidade de marcação a tinta e para utilizar um material amplamente utilizado em medicina dentária. Os discos têm 4 mm de diâmetro e 0,5 mm de espessura. Estes códigos matriciais podem conter 16 caracteres alfanuméricos. Os discos cerâmicos codificados são colocados na resina transparente polimerizada a quente na fase de enchimento e embalagem.[67]

PROCEDIMENTO

O código da matriz foi primeiro digitalizado utilizando um leitor manual M210. Após a prova de cera, a prótese é fervida da forma convencional. Na fase de fervura, é colocado um espaçador Perspex na porção vestibular posterior da prótese (esta área é acessível ao scanner e existe espessura suficiente de material para que o código seja incorporado sem quaisquer dificuldades técnicas). Em seguida, procede-se ao enchimento experimental da resina acrílica, o frasco é aberto e o espaçador Perspex é removido. O código da matriz é então colocado em posição e o acrílico transparente curado pelo calor é embalado sobre o disco codificado. A prótese é polimerizada, aparada e polida da forma convencional. O leitor de alta resolução é então utilizado para ler o código da matriz e a identificação automática é sempre bem sucedida.

A justificação e as vantagens da identificação automática incluem:

- Identificação do doente
- Identificação do aparelho
- Recuperação de registos dentários
- Apoio ao diagnóstico e à decisão
- Educação
- Registo e armazenamento[67]

SEGURANÇA DOS LASERS

Os lasers são excelentes ferramentas, mas também implicam um risco muito elevado de lesões e danos graves. A irradiação laser põe em perigo sobretudo os olhos e a pele. Em particular, a retina, a córnea e o cristalino do olho são altamente susceptíveis e os danos causados não podem ser reparados. Por conseguinte, estes riscos elevados justificam medidas de proteção adequadas, cujo cumprimento rigoroso é da responsabilidade da entidade patronal e, consequentemente, da direção.

ÓCULOS LASER:

Os dispositivos laser têm de ser classificados pelo fabricante de acordo com o seu perigo, o que permite ao utilizador escolher as medidas de proteção corretas.

As diferentes classes de laser estão definidas na norma internacional de segurança de laser IEC 60825-1 e na norma europeia EN 60825-1.

A classificação dos lasers é sempre efectuada assumindo os piores riscos possíveis:

- O operador utiliza lentes de ampliação ou outros dispositivos ópticos;
- Distância mínima durante a medição;
- Tempo de exposição mais longo do que o habitual;
- Consideração das falhas previsíveis;
- Não se tem em conta a formação efectiva do utilizador.[68]

Classe 1

Dispositivos laser seguros.

Condição: Inferior a 40)LIW na gama espetral azul e 40)0)LIW na gama espetral vermelha.

Exemplos: Leitores de CD, telémetros.

Medidas de proteção: nenhuma

Aviso: nenhum

Observações: Quando visto com a lente de aumento, o aviso deve ser radiação laser: não ver diretamente com instrumentos ópticos. Classe 1M

Classe 2

É definido apenas para comprimentos de onda visíveis (400nm-700nm)

Condição: A saída tem de ser inferior a 1 mW

Exemplos: Apontadores laser, lasers de mira

Medidas de proteção: nenhuma

Aviso: Radiação laser, não olhar para o feixe. Produto laser de classe 2.

As novas medidas de segurança dos lasers definem uma classe para os dispositivos laser que são seguros a olho nu, mas que representam um risco de segurança quando se utilizam instrumentos ópticos, designada por classe 2M.

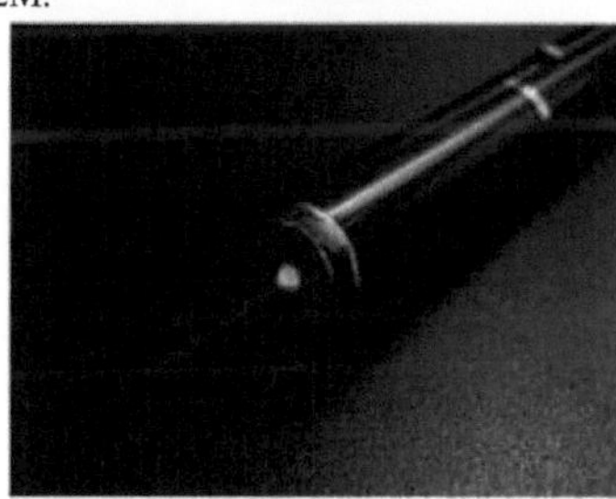

Classe 3A (antiga classe)

Observação: Nas novas normas de segurança para lasers, esta classe de segurança é substituída pelas novas classes 1M e 2M.

Classe 3B

Condição: Potência de saída <.5W.

Exemplos: Lasers para medição, espectáculos de laser e alinhamento.

Medidas de proteção: Precauções laser para a zona de perigo (limite, óculos de proteção laser).
Aviso: Radiação laser. Evitar a exposição ao feixe focalizado. Produto laser da classe 3B.

Classe especial 3B (antiga classificação)

Observação: Na nova norma de segurança para lasers IEC 60825-1, esta classe passa a designar-se classe 3R

Nova classe 3R

Condição: A potência de saída 5x da classe 2 na gama visível não é excedida, a potência de saída máxima 5x da classe 1 na gama invisível.
Exemplos: Lasers de mira, lasers para medição, lasers para estaleiros de construção, etc.
Medidas de proteção: Formação dos utilizadores, responsável pela segurança dos lasers na gama invisível. *Aviso:* 400-1400nm, "radiação laser". Evitar a exposição direta dos olhos. Produto laser de classe 3R.

Classe 4

Para potência de saída >0,5. Os olhos e a pele estão em perigo, mesmo em caso de reflexão difusa. Perigo de incêndio para materiais inflamáveis no trajeto do feixe.
Condição: Potência de saída >0,5W
Exemplos: Lasers para processamento de materiais, lasers para utilização terapêutica médica.
Medidas de proteção: Formação dos utilizadores, responsável pela segurança dos lasers, medidas técnicas de proteção para a zona de perigo, considerações sobre os riscos de incêndio.
Aviso: Radiação laser, evitar a exposição dos olhos ou da pele à radiação direta ou dispersa do feixe. Produto laser de classe 4.[68]

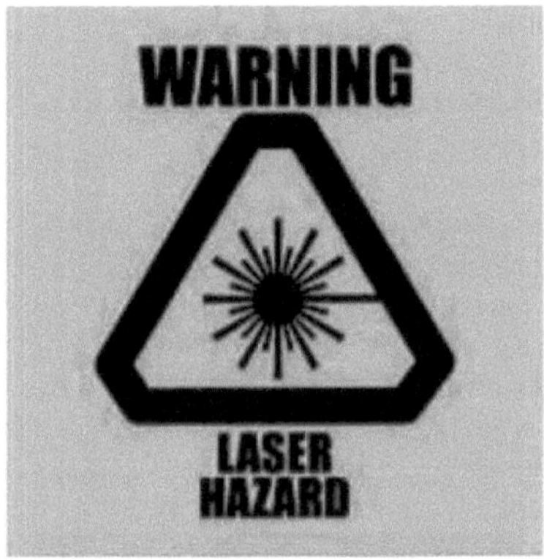

RISCOS SECUNDÁRIOS

Os riscos primários são diretamente causados pelo feixe de laser, tais como pôr em perigo a pele ou os olhos, mas os riscos secundários estão ligados ao funcionamento do laser, mas são principalmente independentes das caraterísticas da radiação.

Riscos mecânicos:

Os tubos de gás estão normalmente sob pressão; por conseguinte, devem ser fixados mecanicamente para evitar uma libertação descontrolada em caso de rebentamento.

Nas cavidades dos lasers de CO_2, são utilizados tubos de vidro que funcionam a uma pressão muito baixa, o que implica um risco de implosão se forem montados incorretamente. Além disso, durante a substituição das lâmpadas de flash nos lasers de estado sólido, existe o risco de explosão.

Riscos eléctricos

A marca CE significa que a construção do dispositivo é segura. Cada dispositivo laser necessita de uma fonte de alimentação muito forte devido à sua baixa eficiência de ligação, o que requer ajustes dos fusíveis e dos fios para a alimentação de corrente. Além disso, nas unidades laser bombeadas por lâmpada de flash, os condensadores com uma capacidade muito elevada são carregados durante muito tempo depois de o dispositivo ter sido desligado. Se tiver de ser instalado um circuito externo de arrefecimento a água, deve ser evitado o contacto próximo entre a água e as linhas eléctricas.

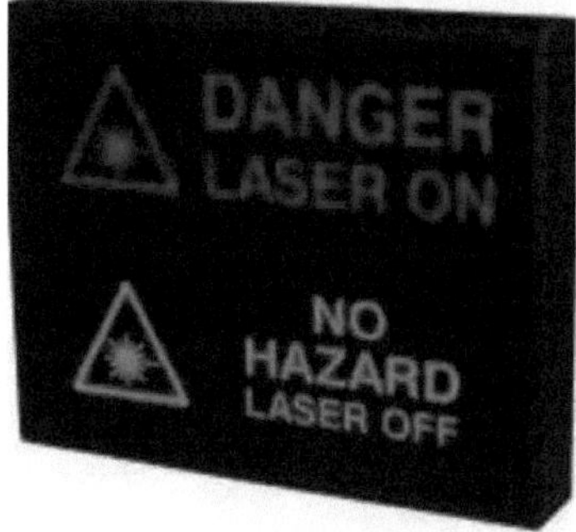

Riscos químicos

Os riscos químicos devem-se principalmente aos materiais utilizados na construção do laser.

- No caso dos lasers de excímero, o flúor e os cloretos tóxicos são utilizados como meio de laser. Assim, os contentores de gás têm de ser armazenados em condições de segurança, por exemplo, em armários à prova de gás com ventilação passiva. Em caso de fuga, deve ser guardada à mão uma máscara de gás.
- A maioria dos corantes para lasers de corantes são substâncias tóxicas e neurotóxicas. Os corantes mais utilizados são a rodamina e a cumarina. O contacto com a pele e a inalação dos vapores libertados devem ser evitados.
- Os tubos laser dos lasers de Ar+ e Kr+ contêm berílio altamente tóxico. Assim, estes tubos têm de ser manuseados com especial cuidado.

Perigos de incêndio

Os materiais inflamáveis podem causar um risco de incêndio durante o funcionamento de lasers com elevada potência de saída, principalmente devido ao material existente no sistema de distribuição do feixe, na área de funcionamento e no ambiente circundante.

Pode ocorrer um perigo potencial se o eixo do feixe tiver sido alterado pelos trabalhos de alinhamento, fazendo com que o feixe atinja direta ou indiretamente os tubos de arrefecimento ou a caixa do percurso ótico. A fratura das fibras ópticas ou a torção dos respectivos tampões de ligação pode levar à emissão da radiação laser.

Riscos específicos

Plasma: A geração de luz laser nos lasers a gás, bem como a soldadura a laser, conduz ao plasma.

O plasma físico é uma mistura gasosa que contém iões e electrões livres. A soldadura a laser e a soldadura convencional produzem ambos um plasma de soldadura brilhante que emite uma intensa luz UV e azul de onda curta. Esta emissão, designada por radiação secundária, representa um risco de danos na retina, inflamação da córnea e até eritema facial em caso de exposição prolongada.

Processo de trabalho: Se forem aplicados pós, ocorrem aerossóis, que têm de ser exauridos e filtrados. Tal como acontece com as poeiras e os vapores, é necessário ter em conta os valores máximos de concentração aceitáveis.

Programação: Os programas para as estações de trabalho 3D devem garantir que os obturadores do feixe não possam abrir durante o posicionamento da cabeça do laser. Pode ocorrer uma propagação livre do feixe laser.[68,69]

PERIGO DE LASER CLASSIFICAÇÃO

Classe de	1	2A	2	< 3A >	3B	4

perigo								
Comprimento de onda	Qualquer	Visível	Visível	Visível	UV	IR	Qualquer	Qualquer
Tempo até à lesão ocular	> 8 horas	>1000 segundos	>0,25 segundo	>0,25 segundo	> 1,6 horas	> 1 segundo	<0,25 segundo	<0,25 segundo
Comentário(s)	Seguro	*Não se destina a ser visto*	Resposta de aversão	1-5X Classe 2 *e <2,5* mW/cm2	1-5 X Classe 1	1-5 X Classe 1	Perigo imediato para os olhos	Riscos *de radiação dispersa*, pele e fogo

< MENOS PERIGOMAIS PERIGO >

MEDIDAS DE PROTECÇÃO

As medidas de proteção seguem as normas internacionais e as normas europeias para garantir o cumprimento dos requisitos mínimos de segurança.

Óculos de proteção contra laser

Os óculos normais não oferecem qualquer proteção contra a radiação de CO_2, como muitas vezes se pensa erradamente. De facto, o vidro absorve a radiação e, devido ao aquecimento instantâneo, estilhaçar-se-ia imediatamente, pondo também em perigo o olho mecanicamente. A transmitância do filtro só tem de reduzir o comprimento de onda especificado, sem forte supressão dos outros comprimentos de onda, para garantir condições de trabalho confortáveis. A resistência de um filtro à radiação laser é analisada examinando se a densidade ótica persiste durante, pelo menos, 10 segundos, o que deve ser tempo suficiente para sair da zona de perigo. Para o laser pulsado, a condição é suportar 100 impulsos. Se passarem no teste, os óculos de proteção contra laser não só têm uma densidade ótica de, por exemplo, 5, mas também um grau de proteção 5.

Os óculos de proteção contra laser não foram concebidos para olhar permanentemente para o feixe direto, mas apenas para irradiação acidental.

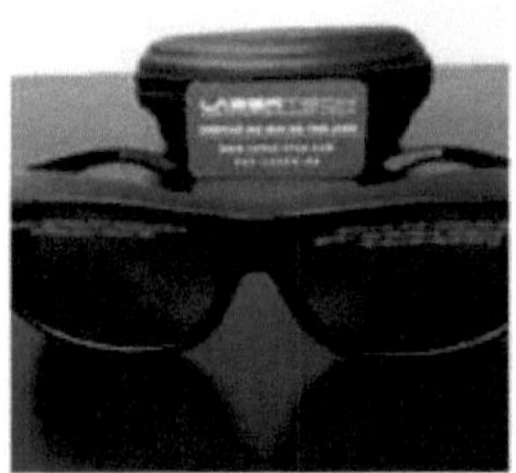

Janelas

Os lasers com comprimentos de onda curtos (por exemplo, Nd: YAG) podem ser transmitidos para divisões vizinhas. Para estes comprimentos de onda, as janelas e as protecções têm de ser cobertas com materiais absorventes. Neste contexto, deve assegurar-se que o eixo do feixe não atinge as janelas e as portas. Além disso, se possível, o feixe não deve estar a um nível elevado, o que por vezes é difícil de conseguir.

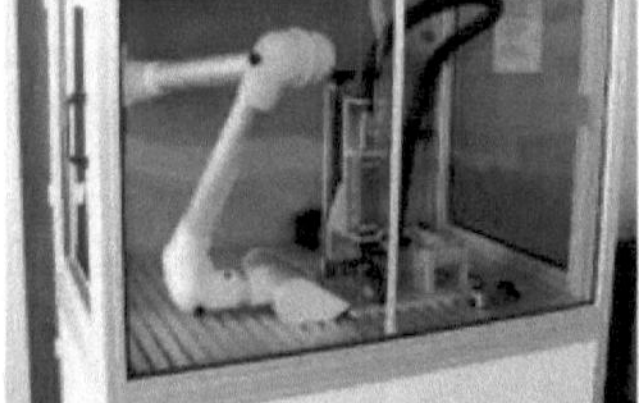

Superfícies reflectoras:

As superfícies reflectoras não só reflectem a radiação laser, como, em alguns casos, podem mesmo focá-la. Assim, é necessário garantir que as superfícies reflectoras são evitadas na região de trabalho. Em medicina dentária, é necessário ter especial cuidado com a utilização de instrumentos com acabamento mate e com o revestimento adequado das superfícies reflectoras na boca. (Coroas metálicas)

Medidas de proteção na construção

Todas as superfícies das salas onde são utilizados lasers devem ter um acabamento mate e de reflexão difusa para evitar a reflexão especular. No caso dos lasers de CO2, a rugosidade deve ser superior a 40pm; no caso dos lasers de Nd: YAG, a rugosidade deve ser superior a 4pm em profundidade. As paredes na zona de funcionamento devem ser sempre construídas com tijolos, pedra calcária ou betão. Recomenda-se a construção de alvenaria sólida para bloquear a penetração da radiação laser em caso de avaria até que esta seja reconhecida e interrompida.

Medidas de proteção em dispositivos laser

No caso dos lasers, são necessários encravamentos de segurança para garantir que a radiação não intencional é sempre evitada. Isto é especialmente necessário para interruptores electromagnéticos, etc., utilizados como accionadores. Uma medida de construção para mitigar o redireccionamento indesejado do feixe envolve uma orientação definida através de caixas de proteção ou componentes de orientação ótica. As falhas previsíveis, como a fratura de uma mola ou o afrouxamento das peças montadas, não podem conduzir a uma falha crítica de toda a construção.

Uma outra medida de proteção relativa a um aparelho envolve interruptores eléctricos de interbloqueio nas abas e portas de manipulação, bem como a fechadura com chave.[68,69]

RESUMO

A luz tem sido o agente terapêutico durante muitos séculos e tem sido amplamente utilizada no campo da medicina até ao início dos anos 60, quando a utilização do laser de rubi foi introduzida na terapêutica dentária. O laser é emitido através de um guia de onda oco flexível ou de um tubo com um acabamento interior espelhado ou de um cabo de fibra ótica de vidro com um modo focado ou desfocado numa modalidade de emissão contínua ou pulsada. Duas categorias de lasers são utilizadas em medicina e medicina dentária:

Lasers suaves e lasers duros, consoante os vários comprimentos de onda utilizados. Os lasers mais comuns utilizados em prótese dentária são o laser de dióxido de carbono, o laser de árgon, o laser Nd: YAG, o laser Er: YAG, o laser Ho: YAG, o laser de díodo, o laser KT e o laser He-Cd. Para a prótese completa e a prótese parcial removível, os lasers são normalmente utilizados na cirurgia pré-protética, especialmente os lasers de CO_2.

Estes lasers estão atualmente a oferecer a sua aplicação no arranjo protético dos dentes. Os lasers também contribuíram para o campo da prótese fixa através da aplicação de lasers no tecido gengival, o que se tornou possível graças à utilização de fibras ópticas flexíveis (320-400 microns para aplicações protéticas) que garantem uma elevada precisão da ação do laser ao nível do sulco crevicular. Os lasers habitualmente utilizados são o laser de díodo, o laser de árgon e o laser Nd: YAG, de modo a assegurar a demarcação correta das linhas de acabamento durante a moldagem. O laser de CO_2 e o laser de árgon têm sido utilizados nos procedimentos de alongamento de coroas, de modo a expor ao máximo a superfície do dente para a preparação da coroa. Cada comprimento de onda específico tem as suas próprias caraterísticas de absorção. O Nd: YAG tem sido um comprimento de onda muito utilizado na cirurgia de segunda fase de tecidos moles e a energia do laser de CO_2 é reflectida para longe da superfície metálica, pelo que a não absorção da energia pelos implantes é a principal vantagem deste comprimento de onda. A família de lasers Erbium é semelhante ao comprimento de onda do CO_2 em alguns aspectos. A profundidade de penetração nos tecidos moles é mínima e a reflexão afasta-se da superfície do implante. Todos os tipos de lasers podem ser utilizados para excisar ou vaporizar os tecidos periodontais, conforme necessário, para expor os implantes dentários. Uma vantagem da utilização de lasers em implantologia é o facto de as impressões poderem ser obtidas imediatamente após a cirurgia de segunda fase, uma vez que existe pouca contaminação sanguínea no campo devido ao efeito hemostático dos lasers. A contração dos tecidos após a cirurgia a laser é mínima, o que garante que as margens dos tecidos permanecerão ao mesmo nível após a cicatrização e imediatamente após a cirurgia. Em

Para além disso, a utilização do laser pode eliminar o traumatismo do tecido da reflexão do retalho e da colocação da sutura. A utilização de lasers é útil na prótese maxilofacial para a aquisição de dados e o fabrico de moldes através da utilização de litografia estéreo. A digitalização de superfícies a laser depende de um projetor laser e de um sistema de detectores para captar com precisão dados topográficos 3-D das superfícies externas dos objectos físicos.

Os lasers têm sido investigados para utilização potencial no trabalho com materiais dentários desde meados da década de 1960. A soldadura a laser pode ajudar a resolver os problemas técnicos encontrados na reparação de várias ligas dentárias. Atualmente, é possível utilizar o titânio como material protético (por exemplo, próteses parciais, coroas e pontes). No entanto, o titânio é muito difícil de soldar devido ao seu elevado ponto de fusão. Como método alternativo, a soldadura a laser do titânio é mais prática.

A utilização de lasers na medicina dentária forense demonstrou um interesse na aplicação forense de Auto ID para dentaduras completas em relação à identificação de corpos após desastres. A resistência térmica a 800oC era preferível devido ao interesse forense na identificação do corpo. As bolachas foram então embebidas em polimetacrilato de metilo.

No final, as precauções de segurança têm de ser tomadas em consideração, especialmente para o operador durante o trabalho, de modo a garantir a segurança.

BIBLIOGRAFIA

Miserendino LJ. Introdução. Lasers em medicina dentária. Chicago: Quintessence; 1995: p 13-14.

Eduardo CP, Frietas M, Gaspar L. O estado da arte dos lasers em estética e prótese dentária. J Oral Laser Application 2005; 5: 135- 43.

Miserendino LJ. A história e o desenvolvimento da medicina dentária a laser. Capítulo 1 em: Miserendino LJ, Pick RM, editores. Lasers em medicina dentária. Chicago: Quintessence; 1995: p 17-26.

Sulewski JG. Historical survey of laser dentistry. Dent Clin N Am 2000; 44(4): 71753.

Zakariasen KL. Lançando novas luzes sobre os lasers. J Am Dent Assoc 1993; 124: 30-31.

Miller M, Truhe T. Lasers em medicina dentária. Uma visão geral. J Am Dent Assoc1993; 124: 32-36.

Coluzzi DJ. Uma visão geral dos comprimentos de onda do laser em medicina dentária. Dent Clin N Am 2000; 44(4) 753-65.

Tuner J, Christensen PH. Lasers de baixo nível em medicina dentária. E: /www. / Low level lasers in dentistry.htm.

Harris DM, Pick RM. Laser physics. Ch 2 in: Miserendino LJ, Pick RM editores. Lasers em medicina dentária. Chicago: Quintessence; 1995: p 27-38.

Guttenberg SA, Emery RW. Física do laser e interação dos tecidos. Oral Max Surg Clin N Am 2004; 16: 143-47

Coluzzi DJ. Fundamentos dos lasers dentários: ciência e instrumentos. Dent Clin N Am 2004; 48: 751-70.

Pick RM. Utilização de lasers na prática clínica dentária. J Am Dent Assoc1993; 124: 3747.

Fonseca RJ. Cirurgia bucomaxilofacial. 1 Ed, Vol 1. Philadelphia: WB Saunders Company; 2000. pg. 372-476.

Miserendino LJ, Levy G, Miserendino CA. Interação do laser com os tecidos biológicos. Capítulo 4 em: Miserendino LJ, Pick RM, editores. Lasers em medicina dentária. Chicago: Quintessence; 1995: p 39-56.

Kutsch VK. Lasers em medicina dentária: Comparação de comprimentos de onda. J Am Dent Assoc 1993; 124: 49-54.

Reinisch L. Física do laser e interações entre tecidos. Otolaryngol Clin N Am 1996; 29(6): 893-914.

Dederich DN. Interação laser/tecido. J Am Dent Assoc 1993; 124: 57-61.

Wigdor H, Abt E, Ashrafi S, Walsh Jr. JT. O efeito dos lasers nos tecidos duros dentários. J Am Dent Assoc 1993; 124: 65-70.

Suleiman M. An overview of the use of lasers in general dental practice: 2. Laser wavelength, soft and hard tissue clinical application. Dental update 2005; 32(5): 286-296.

Suleiman M. An overview of the use of lasers in general dental practice: 1. Laser physics and tissue interactions. Dental update 2005; 32(4): 228-236.

Kutsch VK, Blankenau RJ. Aplicação cirúrgica do laser de árgon. Ch 9 in: Miserendino LJ, Pick RM, editores. Lasers em medicina dentária. Chicago: Quintessence; 1995: p 127-44.

Bader HI. Utilização de lasers em periodontia. Dent Clin N Am 2000; 44(4): 779-91.

Pick RM, Podrel MA, Lol HS Aplicações clínicas dos lasers de CO2. Cap. 10 em: Miserendino LJ, Pick RM, editores. Lasers em medicina dentária. Chicago: Quintessence; 1995: p 145-160.

Pogrel MA. O laser de dióxido de carbono em cirurgia pré-protética. J Prosthet Dent 1989; 61: 203-08.

Goldstein A, White JM, Pick RM. Aplicações clínicas do laser Nd: YAG. Capítulo 14 em: Miserendino LJ, Pick RM, editores. Lasers em medicina dentária. Chicago: Quintessence; 1995: p 199-216.

Passes H. Aplicações clínicas do laser Ho: YAG. Cap. 13 em: Miserendino LJ, Pick RM, editores. Lasers em medicina dentária. Chicago: Quintessence; 1995: p 187-198.

Pick RM, Powell GL. Lasers em procedimentos de tecidos moles dentários. Dent Clin N Am 1993;

37(2):281-296.
Killer U, Herbst R. Er: YAG laser effects on oral hard and soft tissue procedures.Ch 11 em: Miserendino LJ, Pick RM, editores. Lasers em medicina dentária. Chicago: Quintessence; 1995: p 161-172.
StraBl et al. Comparação das caraterísticas de emissão de 3 sistemas de laser de érbio - Um relato de caso físico. J Oral Laser Appl 2004; 4: 263-70.
Como GV. Erbium laser in dentistry. Dent Clin N Am 2000; 48: 1017-59.
Pick RM, Colvard MD. Estado atual da cirurgia dentária de tecidos moles. J periodontal 1993; 64:589-602.
Haylac MC, Ozcelik O. Avaliação da perceção do paciente após operações de frenectomia: Uma comparação entre os lasers de CO_2 e a técnica dos bisturis. J periodontal 2006; 77: 1815-19.
Rice JH. Utilização do laser em dentisteria fixa, removível e de implantes. Dent Clin N Am 2000; 44(4): 767-77.
Marei MK, Maguid SHA, Mokhtar SA, Rizk SA. Efeito da aplicação de laser de baixa energia no tratamento de lesões da mucosa induzidas por próteses. J Prosthet Dent 1997; 77: 256-64.
Busch M, Korda B. Conceito e desenvolvimento de um posicionamento computorizado de dentes protéticos para próteses completas. Jornal Internacional de Medicina Dentária Computorizada 2006; 9: 113-20.
Parker S. A utilização de lasers em prótese fixa. Dent Clin N Am 2000; 48: 97198.
Gherlone EF, Maiorana C, Grassi RF, Ciancaglini R, Cattoni F. A utilização do laser de diodo 980nm e do laser de Nd-YAG 1064nm para a retração gengival em próteses fixas. J Oral Laser Applications 2004; 4: 183-90.
Eduardo CP, Freitas PM, Gaspar L. O estado da arte dos lasers em estética e prótese dentária. J Oral Laser Applications 2005; 4: 135-43.
Sweeny S, Romanos GE. Gestão de tecidos moles assistida por laser em medicina dentária estética. J Oral Laser Applications 2006; 6: 133-39.
Bader HI. Utilização de lasers em periodontia. Dent Clin N Am 2000; 44(4): 779-91.
Martin E. Lasers em implantologia dentária. Dent Clin N Am 2004; 48: 999-1015.
Strauss RA, Fallon SD. Implantes dentários. Dent Clin N Am 2004; 48: 861-88.
Kesler G, Romanos G, Dent M, Koren R. Utilização do laser Er: YAG para melhorar a osseointegração de implantes de liga de titânio - Uma comparação da cicatrização óssea. Int J Oral Maxillofac Implants 2006; 21: 375-79.
Romanos G, Dent M, Crespi R, Barone A, Covani U. Fixação de osteoblastos em discos de titânio após irradiação laser. Int J Oral Maxillofac Implants 2006; 21: 23236.
Llanos JM. Implante imediato e descontaminação utilizando um laser Nd: YAG associado a plasma rico em fator de crescimento em cirurgia de implantes. J Oral Laser Applications 2004; 4: 119-27.
Cheah CM, Chua CK, Tan KI, Teo CK. Integração da digitalização de superfícies a laser com técnicas CAD/CAM para o desenvolvimento de próteses faciais. Parte 1: Conceção e fabrico de réplicas de próteses. Int J Prosthodont 2003; 16: 435-41.
Cheah CM, Chua CK, Tan. Integração da digitalização de superfícies a laser com técnicas CAD/CAM para o desenvolvimento de próteses faciais. Parte 2: Desenvolvimento de técnicas de moldagem para a fundição de peças protéticas. Int J Prosthodont 2003; 16: 543-48.
Ciocca L, Scotti R. Molde auricular gerado por CAD/CAM através de um scanner a laser e de uma máquina de prototipagem rápida. J Prosthet Dent 2004; 92: 591-95.
Bhat AM. Avanços recentes na modelação de defeitos extra-orais. O Jornal da Sociedade Indiana de Dentisteria Protética 2005: 5(4):180-84.
Andres CJ, Hang SP. Fabricação de próteses faciais - Aspectos técnicos. Cap. 16 em: Taylor TD. Prótese Maxilofacial Clínica. Quintessence: Chicago: pg. 233-44.
Sykes LM, Dent M, Parrott AM, Owen P, Snaddon DR. Aplicações da tecnologia de prototipagem rápida em próteses maxilofaciais. Int J Prosthodont 2004; 17: 454-59.

www. Basic science research/Rapid prototyping/ stereolithography.com
Dobberstein H, Dobberstein H, Schwarz A, Zuhrt R, Tani Y. Processamento a laser de materiais dentários. . Cap. 16 em: Miserendino LJ, Pick RM, editores. Lasers em medicina dentária. Chicago: Quintessence; 1995: p 231-245.
Baba N, Wantabe I, Tanaka Y, Hisatsune K, Atsuta M. Propriedades da junção da liga magnética de Fe-Pt fundida e soldada a laser à liga de Co-Cr. Dent mater J 2005; 24(4): 550-54.
Miguel A, Puig I. Modificação de pilares protéticos de implantes com soldadura a laser e titânio. J Oral Laser Applications 2004; 4: 103-07.
Bertrand C, Petitcorps Y, Albingre L, Dupuis V. A técnica de soldadura a laser aplicada ao procedimento e resultados de ligas dentárias não preciosas. Br Dent J 2001; 190(5): 255-57.
Bertrand C, Petitcorps Y, Albingre L, Dupuis V. Otimização do operador e dos parâmetros físicos para a soldadura a laser de materiais dentários. Br Dent J 2004; 196: 41318.
Jemt T, Henry P, Linden B, Naert I, Weber H, Bergstrom C. Uma comparação entre estruturas de titânio soldadas a laser e estruturas de gesso convencionais suportadas por implantes em maxilares parcialmente edêntulos: Um estudo prospetivo multicêntrico de 3 anos. Int J Prosthodont2000; 13: 282-88.
Roggensac M, Walter MH, Boning KW. Estudos sobre titânio soldado por laser e plasma. Dent Mater 1993; 9: 104-07.
Wang RR, Welsch GE. União de materiais de titânio com soldadura com gás inerte de tungsténio, soldadura a laser e brasagem por infravermelhos. J Prosthet Dent1995; 74: 521-30.
Chai T, Chou CK. Propriedades mecânicas de juntas de titânio fundido soldadas a laser em diferentes condições. J Prosthet Dent1998;79: 477-83.
Berg E, Odont, Wagner WC, Davik G, Dootz ER. Propriedades mecânicas do titânio fundido e forjado soldado a laser. J Prosthet Dent1995; 74: 250-57.
Srimaneeong V, Yoneyama T, Kobayashi E, Doi H, Hanawa T. Resistência mecânica e microestrutura de peças fundidas de liga Ti-6Al-7Nb soldadas a laser. Dent Mater2005; 24(4): 541-49.
Wang RR, Chang CT. Modelação térmica da soldadura a laser para restaurações dentárias de titânio. J Prosthet Dent1998; 79: 335-42.
Kuo SL, Gendy TE, Chou J, Miller RB. Fabrico de uma prótese fixa destacável soldada a laser para carga imediata. J Prosthodont2006; 15: 264-69.
Milward PJ, Shephard JP, Brickley MR. Identificação automática de aparelhos dentários. Br Dent J 1997; 182:171-74.
Beer F, StraBl M, Wernisch J. Segurança do laser. J Oral laser Applications 2005; 5:7179.
Miserendino LJ, Pick RM, Blankenau R. Segurança do laser na prática dentária. Capítulo 6 em: Miserendino LJ, Pick RM, editores. Lasers em medicina dentária. Chicago: Quintessence; 1995: p 85-101.
El-Damanhoury HM, Salman B, Kheder W, Benzina D. Er: YAG LaserDebonding de folheados de laminado de dissilicato de lítio: Efeito das configurações de potência do laser e espessura do folheado no tempo de descolamento e na temperatura pulpar.J Lasers Med Sci. 2022 Dez 5; 13: e57. doi: 10.34172 / jlms.2022.57. PMID: 37041774; PMCID: PMC10082894.
Protasio ACR, Galvao EL, Falci SGM. Técnicas de Laser ou Incisão com Bisturi para Frenectomia Labial: A Meta-analysis. J Maxillofac Oral Surg. 2019 Dec;18(4):490- 499. doi: 10.1007/s12663-019-01196-y. Epub 2019 Feb 20. PMID: 31624426; PMCID: PMC6795652.
Bilichodmath S, Geetha, Bilichodmath R. Aplicação do laser de díodo na restauração imediata de implantes: Um relato de caso. J Dent Lasers 2019;13:56-61
Recep Kara, "Evaluation of marginal and internal fit of Co-Cr copings by different manufacturing methods", IJDSIR- February - 2020, Vol. - 3, Issue -1, P. No. 276 - 287.
Brudvik JS, Lee S, Croshaw SN, Reimers DL. Soldadura a laser de estruturas de próteses parciais removíveis. Int J Prosthodont. 2008 Jul-Ago;21(4):285-91. Errata em: Int J Prosthodont. 2008 Set-Out;21(5):386. Reimers, Dave L [corrigido para Reimers, Donald L]. PMID: 18717083.

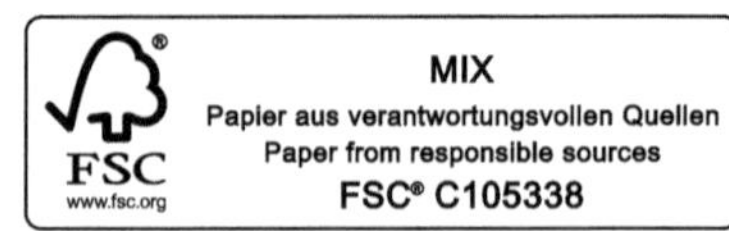

Printed by Books on Demand GmbH, Norderstedt / Germany